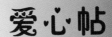

爱·心·帖

专家提示

当你患了性病以后，千万不要过度自卑和忧虑，忧虑会降低你自身的免疫力。患了性病，没有人会鄙视你，只要你不鄙视自己。

病人应努力做到：

*遵医嘱正确用药，不要自己私自买药治疗。

*治疗性病期间，应避免性生活。

*选择值得信赖的医院，千万不要听江湖医生夸大病情，把你吓倒，过度治疗不仅让你费钱，而且会加剧你的心理压力、影响你的健康。

*不要掉以轻心，不要把没有症状和症状消失当作疾病治愈，一定要配合医生积极随访，认真执行医嘱。

《专家诊治性病》

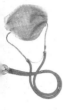

挂号费丛书 **升级版**

姓名		性别		年龄		就诊卡号	

专家诊治
性 病

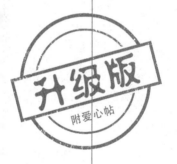

科别	皮肤科	日期		费别	

周平玉　主编

药价 | |

上海科学技术文献出版社

图书在版编目（CIP）数据

专家诊治性病 / 周平玉主编 . —上海：上海科学技
术文献出版社，2012.9
ISBN 978-7-5439-5489-2

Ⅰ.①专… Ⅱ.①周… Ⅲ.①性病—诊疗 Ⅳ.①R759

中国版本图书馆 CIP 数据核字（2012）第 172775 号

责任编辑：胡德仁
美术编辑：徐 利

专 家 诊 治 性 病
周玉平 主编
＊
上海科学技术文献出版社出版发行
（上海市长乐路 746 号 邮政编码 200040）
全国新华书店经销
昆山市亭林彩印厂印刷
＊
开本 850×1168 1/32 印张 7.125 字数 159 000
2012 年 9 月第 1 版 2012 年 9 月第 1 次印刷
ISBN 978-7-5439-5489-2
定价：15.00 元
http://www.sstlp.com

专家诊治性病

主　编　周平玉
作　者　王学民　龚伟民
　　　　钱伊弘　陆海空
　　　　杨连娟　柴　喆

随着人们物质文化生活水平的提高，一旦生了病，就不再满足于"看病拿药"了。病人希望了解自己的病是怎么得的？怎么诊断？怎么治疗？怎么预防？当然这也和疾病谱的变化有关。过去，患了大叶性肺炎，打几针青霉素，病就好了。患了夜盲症，吃些鱼肝油丸，也就没事了。至于怎么诊断、治疗，怎么预防，人们并不十分关心。因为病好了，没事了，事过境迁，还管它干嘛呢？可是现代的病不同了，许多的病需要长期治疗，有的甚至需要终身治疗。许多病不只需要打针服药，还需饮食治疗、心理调适。这样，人们自然就需要了解这些疾病的相关知识了。

到哪里去了解？当然应该问医生。可是医生太忙，有时一个上午要看四五十位病人，每看一位病人也就那么五六分钟，哪有时间去和病人充分交谈。病人有困惑而不解，自然对医疗服务不满意，甚至对医嘱的顺从性就差，事实上便影响了疗效。

病人及其家属有了解疾病如何防治的需求，而门诊的医生爱莫能助。这个矛盾如何解决？于是提倡普及医学科学知识，报刊、杂志、广播、电视都常有些介绍，对一般群众增加些防病、治病的知识，当然甚好，但对于患了某病的病人或病人的家属而言，就显得不够了，因为他们有很多很多的问题要问。把与某一疾病相关的知识汇集成册，是一个好主意，病人或家属一册在手，犹如请来了一位家庭医生，随时可以请教。

上海科学技术文献出版社有鉴于此，新出一套"挂号费丛书"。每册之售价约为市级医院普通门诊之挂号费，故以名之。"挂号费丛书"尽选常见病、多发病，聘请相关专家编写该病的来龙去脉、诊断、治疗、护理、预防……凡病人或家属可能之疑问，悉数详尽解述。每册10余万字，包括数百条目，或以问诊方式，一问一答，十分明确；或分章节段落，一事一叙一目了然。而且作者皆是各科专家，病人或家属所需了解之事他们自然十分清楚，所以选题撰稿，必定切合需要。而出版社方面则亦在字体、版式上努力，使之更能适应各阶层、各年龄之读者需要。

所谓珠联璧合，从内容到形式，"挂号费丛书"确有独到之处。我相信病人或家属读了必能释疑解惑，健康的人读了也必有助于防病强身。故在丛书即将出版之时，缀数语于卷首，或谓之序，其实即是叙述我对此丛书之认识，供读者参考而已。不过相信诸位读后，必谓我之所言不谬。

复旦大学附属中山医院内科学教授

上海市科普作家协会理事长

杨秉辉

总序

梅毒

专家诊治

性病

ZHUANJIA ZHENZHI XINGBING

目录

专家诊治

性病

ZHUANJIA ZHENZHI XINGBING

目录

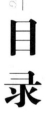

泌尿生殖道衣原体感染/非淋菌性尿道炎

专家诊治

ZHUANJIA ZHENZHI XINGBING

性 病

目录

专家诊治

性病

ZHUANJIA ZHENZHI XINGBING

目录

专家诊治

性病

ZHUANJIA ZHENZHI XINGBING

目录

尖锐湿疣

专家诊治

性病

ZHUANJIA ZHENZHI XINGBING

目录

专家诊治
性病

ZHUANJIA ZHENZHI XINGBING

目录

生殖器念珠菌病

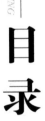

专家诊治

ZHUANJIA ZHENZHI XINGBING

性病

目录

阴虱病

性病性淋巴肉芽肿

专家诊治
性病
ZHUANJIA ZHENZHI XINGBING

目录

专家诊治 性病
ZHUANJIA ZHENZHI XINGBING

目录

挂号费丛书·升级版总书目

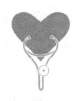

梅　毒

患了梅毒会出现哪些症状

胎传梅毒和儿童或成人获得性梅毒的临床表现不太一样。儿童或成人得了梅毒后,根据被感染时间的不同,刚开始可以出现接触部位皮肤发疹、溃破;随后可出现全身发疹。可以出现全身不适,如头痛、头晕、全身乏力、轻微发热;或出现视力、听力下降等。随感染时间的延长,可出现全身深在溃疡、骨痛等,侵犯到神经系统,可出现类似精神病样表现,如记忆力进行性下降、易激怒、兴奋、狂躁、忧郁、认知功能丧失等;还可出现癫痫、偏瘫、下肢闪电样疼痛、下肢瘫痪、听力丧失或失明。若病原体侵犯到心血管等其他内脏系统,可出现相应系统的临床表现,如心血管动脉瘤破裂出血,严重时可导致死亡,但这种情况比较少见。总之,儿童或成人梅毒根据感染的时间不同,可分为早期梅毒(一期梅毒、二期梅毒、早期潜伏梅毒)和晚期梅毒(晚期潜伏梅毒、三期梅毒)。根据是否出现症状,可分为潜伏梅毒和现症梅毒;也可根据侵犯系统不同,分为眼梅毒、骨梅毒、心血管梅毒、神经梅毒等。胎传梅毒没有一期梅毒的临床表现,新生儿出生时可表现类似于获得性二期梅毒,可有发育不良,皮损常为水疱－大疱、红斑、丘疹、扁平湿疣、腔口周围线状皲裂。梅毒螺旋体侵犯到骨,新生儿可有吵闹啼哭,口、鼻分泌物增多,可有全身淋巴结肿大、肝脾肿大、贫血等,也可有间质性角膜炎、神经性耳聋、塌鼻梁(马鞍鼻)、齿缝增宽(赫秦生齿),还可出现鼻或腭树胶肿、骨膜炎、双膝及肘关节肿胀、活动受限等症状。

一期梅毒会出现哪些症状和特征

典型一期梅毒损害,称为硬下疳,是类似溃疡一样的皮疹,可没有自觉症状,或感染部位略有痛痒感。一期梅毒的潜伏期平均2~4周,开始时在螺旋体侵入部位出现一小丘节,以后表现为硬结或浅在、坚韧性溃疡,典型的硬下疳溃疡呈圆形或椭圆形,基底平坦清洁,境界清楚,边缘整齐,呈堤状隆起,有特征性软骨样硬度,硬下疳大多单发,也可有多发者。硬下疳中含大量梅毒螺旋体,是重要传染源。硬下疳大多发生在外阴部及性接触部位,男性大多在龟头、冠状沟及系带附近,包皮内板或阴茎体、阴茎根部;也可发生在尿道口或尿道内,后者易被误诊。硬下疳常合并包皮水肿。有的病人可在阴茎背部出现淋巴管炎,呈较硬的线状损害。女性硬下疳大多见于大小阴唇、阴蒂、尿道口、阴阜;宫颈部或阴道壁发生的硬下疳易被漏诊。有口交、肛门性行为的人,可在阴部外发生硬下疳,多见于口唇、舌、扁桃体、乳房、肛门、直肠等部位。位于肛门及直肠部硬下疳常伴有疼痛,排便困难,易出血。发生于直肠者易误诊为直肠癌。若有皮肤破损的手指接触梅毒螺旋体,可发生手指下疳(医护人员不规范操作,也可被传染发生手指下疳)。

硬下疳出现1周后,附近淋巴结肿大,最常见的是腹股沟淋巴结肿大。其特点为不痛,皮表不红肿,不与周围组织粘连,不破溃,称为无痛性横痃(无痛性淋巴结炎)。硬下疳如不治疗,经3~4周可以自愈,但这不意味着疾病自愈了。硬下疳经有效治疗后可迅速愈合,可遗留浅在瘢痕。一期梅毒除发生硬下疳外,少数病人还可在大阴唇、包皮或阴囊等处出现硬韧的水肿。

二期梅毒会出现哪些症状和特征

二期梅毒病人在全身发疹前可有头痛、低热、四肢酸困、乏力等前驱症状,持续3~5日,在皮疹出后前驱症状即消退,有些病人也可以没有这些症状。二期梅毒的体表特征主要是由梅毒疹来体现的,皮疹发生部位可无症状或有轻微瘙痒感,二期梅毒疹一般发生在硬下疳消退后3~4周。二期梅毒是梅毒螺旋体经淋巴结进入血行引起全身广泛性损害,除引起皮肤损害外,还可侵犯全身各系统。二期梅毒的皮肤损害可表现为各种各样的形态,常见的分为斑疹、斑丘疹、丘疹与黏膜斑等。

① 斑疹:最多见,占二期梅毒疹的70%~80%。早发型者类似伤寒病的玫瑰疹,为淡红色,大小不等,直径为0.5~1.0厘米的圆形或椭圆形红斑,境界较清晰,压之退色,不相融合,对称发生,多先发于躯干,渐次延及四肢,可在数日内满布全身(一般颈、面发生者少)。自觉症状不明显,因此常被忽略。发于掌跖者,可呈银屑病样鳞屑,基底呈铜红色,压之不退色,有特征性。经数日或2~3周,皮疹颜色由淡红,逐渐变为褐色、褐黄,最后消退。愈后可遗留色素沉着。应用抗梅毒药物治疗后可迅速消退。

② 丘疹及斑丘疹:临床也常见,占二期梅毒疹的40%

左右。发生时间较斑疹稍迟。依其症状及临床经过,可分为大型丘疹及小型丘疹。a. 大型丘疹:直径为 0.5~1.0 厘米,半球形浸润丘疹,表面光滑,暗褐色到铜红色,较久皮疹中心吸收,凹陷或出现脱屑,好发于躯干两侧、腹部、四肢屈侧、阴囊、大小阴唇、肛门、腹股沟等处,可有鳞屑,称丘疹鳞屑性梅毒疹或银屑病样梅毒疹,有较大的鳞屑斑片,鳞屑呈白色或不易剥离的痂皮,痂下有表浅糜烂,边缘红色晕带,似银屑病样。好发于躯干、四肢等处。b. 小型丘疹:也称梅毒性苔藓,粟粒大小,大多与毛囊一致,呈圆锥状,为坚实的尖顶小丘疹,褐红,群集或苔藓样。发生较晚,在感染后 1~2 年内发生,持续时间较长,未经治疗 2~3 个月内不消退,有的丘疹排列成环状或弧形,称环状梅毒疹。可查见梅毒螺旋体,梅毒血清反应强阳性。

③ 黏膜斑:常见于口腔、咽、喉和鼻腔。典型的黏膜斑是浅表的糜烂性损害,呈圆形、扁平,发亮,灰白色或粉红色,周围有暗红色晕,黏膜损害中含有大量梅毒螺旋体。

④ 扁平湿疣:是好发于肛周、外生殖器等温暖潮湿或间擦部位的扁平丘疹,可融合成斑块状损害,内含大量梅毒螺旋体,传染性强。

⑤ 脱发:头部圆形或椭圆形脱发,呈虫蚀状,脱发区的边缘境界不清楚,大多发生于颞部、顶部或枕部,一般无自觉症状,病愈后毛发能重新长出。

⑥ 梅毒性甲病:表现为甲床炎、甲沟炎。

上述各种二期梅毒的皮肤黏膜损害均可单独出现,也可重叠出现。未经治疗的二期显性梅毒皮损,一般平均在 8 周内消退,部分仅存留有色素沉着。如同一期梅毒一样,皮损的消退不意味着疾病自愈了。

⑦ 非皮肤黏膜损害:包括梅毒性肝炎、肾病、脾肿大、

胃肠道疾病、骨关节损害、眼梅毒、神经梅毒等。此外，二期梅毒还可有全身浅表淋巴结肿大，发生率为50%~85%，表现为全身浅表淋巴结肿大、质硬、孤立，不与周围组织粘连，不化脓、不破溃、可活动。

三期梅毒皮肤黏膜损害有哪些特征

三期梅毒皮肤黏膜损害占晚期良性梅毒发生率的28.4%，多数在感染后3~10年内发生。临床上可表现为结节性梅毒疹、树胶肿、近关节结节。皮肤损害有以下特点：a. 数目少，孤立或簇集而非对称，常发生于易受外伤部位。b. 全身症状轻微，皮损缺乏自觉症状，如侵犯骨膜及骨则感疼痛，以夜间为甚。c. 有树胶肿性浸润硬结，破溃后形成的溃疡其底仍有硬固性浸润，消退甚慢，常达数月以上。d. 溃疡具有特异的肾形或马蹄形。e. 溃疡可中心治愈，而边缘常继续扩延。f. 损害表面梅毒螺旋体少，暗视野镜检难以查见，但接种可呈阳性。g. 破坏组织力大，愈合可形成瘢痕。三期梅毒也可累及黏膜，主要见于口腔、舌等处，可发生结节疹或树胶肿。发于舌者可现局限性单个树胶肿或弥散性树胶浸润，后者易发展成慢性间质性舌炎，呈深浅不等的沟状舌，是一种癌前期病变，应严密观察，并给予足量抗梅毒治疗。有时病变表浅，舌乳头消失，红色光滑。舌损害无自觉症状，但食过热或酸性食物则感疼痛。三期梅毒也可发生局限性或弥散性脱发、甲沟炎。临床表现与二期梅毒相同。

结节性梅毒疹有哪些临床特征

结节性梅毒疹大多发生于感染后 3~4 年内,损害好发于头部、肩部、背部及四肢伸侧。为一群直径为 0.3~1.0 厘米大小的浸润性结节,呈铜红色,表面光滑或附有薄鳞屑、质硬,病人无自觉症状。结节的演变可能有两种结局,一是结节变平吸收,留下小的萎缩斑,长期留有深褐色色素沉着;另一结局是中心坏死,形成小脓肿,破溃后形成溃疡,形成结节性溃疡性梅毒疹,愈后留下浅瘢痕。瘢痕周围有色素沉着,萎缩处光滑而薄,在边缘可出现新损害,这是该症的特征。新旧皮疹此起彼伏,新的又发生,可迁延数年。

梅毒近关节结节有哪些特征

梅毒近关节结节是指发生在髋、肘、膝及骶等大关节伸侧附近坚硬无痛结节,表面皮肤无炎症,呈正常皮色或颜色较深。发病经过缓慢,不破溃。结节内可查见梅毒螺旋体,常合并其他梅毒体征,梅毒血清试验阳性,抗梅毒治疗后容易消退。

梅毒树胶肿有哪些临床症状

树胶肿在三期梅毒中多见,约占三期梅毒疹的 61%。为深达皮下的硬结。初发如豌豆大小,渐增大如蚕豆至李子大或更大,坚硬,数目不定。开始颜色为正常皮色,随结节增大,颜色逐渐变为淡红、暗红乃至紫红。结节容易坏死,可逐渐软化、破溃,流出树胶样分泌物,可形成特异的圆形、椭圆形、马蹄形溃疡,境界清楚,边缘整齐隆起如堤状,周围有褐红或暗红浸润,触之有硬感。常一端愈合,另一端仍蔓延如蛇行状。自觉症状轻微,如侵入骨及骨膜则感疼痛,以夜间为甚。树胶肿可出现在全身各处,而以头面与小腿伸侧多见,病程长,由数月至数年或更久,愈后形成瘢痕,瘢痕绕有色素沉着带。

三期骨梅毒有哪些临床症状

三期骨梅毒是指发生于晚期梅毒阶段的骨梅毒,成年人在梅毒螺旋体感染后3~7年发病。三期骨梅毒表现以长骨骨膜炎、骨炎及骨髓炎多见,骨皮质病变以增生为主。其次为树胶肿,可伴有虫蚀样骨破坏,对称发生于扁骨,以颅骨多见,可形成死骨与皮肤溃疡。树胶肿可侵犯骨及软骨,骨损害多见于长骨骨炎,可出现骨、骨膜炎,病人可自觉疼痛,夜间疼痛是三期骨梅毒的特征;发生在头部者常破坏颅骨,发于上腭与鼻部者,可破坏硬腭及鼻骨,形成鼻部与上腭贯通。发生于大血管附近者,可侵蚀大血管,发生大出血。

三期眼梅毒有哪些临床特征

发生于晚期梅毒阶段的眼梅毒,称为三期眼梅毒。三期眼损害可发生于眼的任何部分,如虹膜睫状体炎、视网膜炎、视神经炎、视神经萎缩、角膜炎等。三期眼梅毒常常难与其他眼病鉴别。以间质性角膜炎常见,其特点多始于单侧,呈现角膜白斑,此时角膜成乳白色而失去透明,角膜表面有明显的血管翳,一般不发生溃疡。病程较长,大多在1~2年之久,愈后可部分恢复视力,遗留不同程度的角膜白斑。自觉症状有畏光、流泪、胀痛、偏头疼、视力减退等。视神经萎缩较为罕见，但后果严重，表现为进行性视力丧失。

心血管梅毒有哪些临床特征

心血管梅毒由梅毒螺旋体进入心血管系统而引起的心血管系统疾患。梅毒螺旋体感染导致主动脉炎、主动脉瘤、冠状动脉口狭窄和主动脉瓣关闭不全等病变，所表现出的临床症状与其他心血管疾病导致的上述损害无明显差别，但梅毒性动脉瘤比较特殊，如主动脉瘤可以有胸骨区隆起等。

神经梅毒有哪些临床特征

神经梅毒可出现头痛、恶心、呕吐、颈项强直、精神异常等，可伴有发热，但少见。有时会有手臂和手指放射痛、感觉异常、感觉缺失、肌肉萎缩、头颈部僵硬（颈项强直），还可表现为偏瘫、截瘫、失语、听觉丧失、癫痫发作，或出现进行性痴呆、躁狂、性格改变、易怒、下肢闪电样疼痛等。

先天梅毒有哪些临床表现

先天梅毒也有早期和晚期之分。早期先天梅毒的临床表现类似于获得性二期梅毒，可有发育不良，表现为出生低体重儿和小样儿等。皮损常为水疱、大疱、红斑、丘疹、扁平湿疣、腔口周围线状皲裂；梅毒性鼻炎与喉炎，可表现为鼻腔分泌物增多，呼吸困难；先天梅毒如有骨髓炎、骨软骨炎与骨膜炎，可能会因为疼痛等有烦躁不安、啼哭等，还可有全身淋巴结肿大、肝脾肿大、贫血等。

晚期先天梅毒的临床表现类似于获得性三期梅毒，但以间质性角膜炎、神经性耳聋、赫秦生齿、马鞍鼻等较常见，还可出现鼻或腭树胶肿与骨膜炎等。其中炎症性损害，包括间质性角膜炎、神经性耳聋、脑脊液异常、肝脾肿大、鼻或腭树胶肿、克勒顿关节（对称性无痛性膝肘关节肿胀，关节积水，活动受限，易继发损伤）、胫骨骨膜炎等。其标记性损害为：a. 骨骼畸形：包括前额圆凸、方颅、马鞍鼻、胫骨骨膜肥厚形似佩刀胫、锁胸关节骨质肥厚。b. 牙齿畸形：赫秦生齿、桑椹齿。c. 口腔周围皮肤放射状裂纹。

患了梅毒需做哪些检查

目前诊断梅毒的实验室方法主要有梅毒病原学、血清学、组织病理学和分子生物学检查。其中以梅毒病原学和血清学的应用最为广泛和简便可靠。组织病理学因其取材的不便性和特异性不强而较少应用于临床；分子生物学则因其易于被污染可能导致假阳性结果，或因螺旋体数量少可能导致假阴性结果而不被临床推荐采用，该方法目前主要应用于临床科研。

梅毒的病原学有哪些检测法

梅毒的病原学检测主要有暗视野梅毒螺旋体检测、直接荧光抗体试验检测梅毒螺旋体和核酸检测梅毒螺旋体，后者不建议常规用于临床诊断，这里不再介绍。暗视野映光检查是采用一个特殊的聚光器，其中央均为黑漆所遮蔽，仅在圆周边留有光线斜角处，光线只可从其圆周边缘斜角

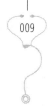

射到载玻片上。斜射光线遇到载玻片上螺旋体,物体会发光显现,该法检查梅毒螺旋体对于梅毒有病原学诊断价值。暗视野显微镜下,典型的梅毒螺旋体呈白色发光,其螺旋较密而均匀,运动规律、运动性较强。其运动方式包括:a.旋转式,围绕其长轴旋转。b.蛇行式,全身弯曲如蛇行。c.伸缩其螺旋间距而移动。观察其运动形式有助于与其他螺旋体相鉴别。

梅毒螺旋体直接荧光抗体试验是对载玻片已干燥、固定的样本上,滴加荧光素标记的抗梅毒螺旋体球蛋白后,进行孵育、清洗。用荧光显微镜检查载玻片上的样本,如果有梅毒螺旋体会显示出绿色荧光。

未检出螺旋体不能排除梅毒的诊断,阴性结果可能说明:a.螺旋体数量不足(单次暗视野显微镜检查阳性率小于50%)。b.病人已接受抗生素或杀灭梅毒螺旋体的药物治疗。c.损害接近自然消退。d.损害不是梅毒。

梅毒的血清学有哪些检测法

根据检测所用抗原不同,梅毒血清学试验分为两大类:一类为非梅毒螺旋体抗原血清试验,包括性病研究实验室(VDRL)玻片试验、不加热血清反应素(USR)玻片试验、快速血浆反应素环状卡片(RPR)试验、甲苯胺红不加热血清(TRUST)试验,这些试验主要应用于梅毒的筛查和治疗后疗效的观察。另一类为梅毒螺旋体抗原血清试验,包括梅毒螺旋体血球凝集试验(TPHA)、梅毒螺旋体明胶颗粒凝集试验(TPPA)、荧光螺旋体抗体吸收试验(FTA－ABS)、梅毒螺旋体抗体酶联免疫吸附试验(ELISA)、梅毒螺旋体蛋白印迹试验(TP－WB)和梅毒螺旋体酶免疫测定(EIA)

等,这些试验主要用于确诊梅毒,不能用于治疗后疗效观察。

非梅毒螺旋体抗原血清试验的原理是什么

梅毒螺旋体一旦感染人体,人体迅速对被损害的宿主细胞以及梅毒螺旋体细胞表面所释放的类脂物质作出免疫应答,在3~4周时产生抗类脂抗原的抗体(反应素),这些抗体主要是免疫球蛋白(IgG)和免疫球蛋白M(IgM)型混合抗体。非梅毒螺旋体抗原试验是用心磷脂、卵磷脂与胆固醇作为抗原的絮状凝集试验。反应素(抗类脂抗原的抗体)与心磷脂形成抗原抗体反应,卵磷脂可加强心磷脂的抗原性,胆固醇可增强抗原的敏感性。心磷脂、卵磷脂遇水形成胶体溶液,胆固醇遇水形成结晶。当抗原与抗体混合发生反应时,后者即黏附胶体微粒的周围,形成疏水性薄膜。由于摇动、碰撞,使颗粒与颗粒互相黏附而形成肉眼可见的颗粒凝集和沉淀,即为阳性反应。如遇到非梅毒血清,因体液中的白蛋白多于球蛋白,而白蛋白对胶体颗粒有保护作用,形成亲水性薄膜,即使同样摇动、碰撞,由于抗原颗粒周围没有黏附免疫球蛋白的作用,不能形成较大颗粒,无肉眼可见的凝集和沉淀,因此为阴性反应。

各非梅毒螺旋体抗原血清试验有何优缺点

不加热血清反应素玻片试验,目前在国内已很少用于梅毒的临床诊断。

性病研究实验室试验存在血清标本需加热灭活、抗原制备繁琐费时、抗原制备完后必须在当天使用、结果不易保存等缺点。但性病研究实验室试验因成分比较单纯,适用于神经梅毒的脑脊液检查,特异性高。

快速血浆反应素环状卡片试验结果易于判断,肉眼即可观察,血清不需灭活,也可用血浆进行检测,试验结果可保存。抗原放在4℃冰箱中,可保存1年。

甲苯胺红不加热血清试验的优缺点,基本与快速血浆反应素环状卡片试验相同。

非梅毒螺旋体抗原血清试验有哪些临床意义

非梅毒螺旋体抗原血清试验方法简便、快速,敏感性和特异性较好。对一期梅毒的敏感性为74%~87%,二期梅毒达100%,三期梅毒为34%~94%。特异性为96%~99%。

非梅毒螺旋体抗原血清试验适用于各期梅毒的诊断。早期梅毒经治疗后血清滴度可下降或转阴,故可用于疗效观察、判定复发或再感染,也适用于人群的筛查、产前检查与健康体检等。

性病研究实验室试验适用于神经梅毒的脑脊液检查,特异性高,但敏感性低。

非梅毒螺旋体抗原血清试验,可在某些传染病与自身免疫疾病或妊娠时出现假阳性反应。因此,阳性反应应结合临床进行鉴别,并做梅毒螺旋体抗原血清试验,以便进一步证实。

非梅毒螺旋体抗原血清试验阳性都是梅毒吗

不对。非梅毒螺旋体抗原血清试验会因实验室误差而造成技术性假阳性反应，或在某些生理（妊娠）或病理情况下（如麻风、结核、系统性红斑狼疮）可出现生物性假阳性反应。因此，对非梅毒螺旋体抗原血清试验阳性反应者，要结合临床进行鉴别，并做梅毒螺旋体抗原血清试验，以便进一步证实。

非梅毒螺旋体抗原血清试验阴性可以排除梅毒吗

不能。由于梅毒螺旋体感染人体后，要在 3~4 周时才产生抗类脂抗原的抗体。因此，刚出现硬下疳时，血液中的非梅毒螺旋体抗原血清试验可以是阴性的，但机体却感染了梅毒螺旋体，这种情况下可以出现假阴性结果；还可能存在技术上的假阴性，比如二期梅毒时出现的前带现象。

何谓前带现象

有典型的二期梅毒临床表现，而非梅毒螺旋体抗原试验（如快速血浆反应素环状卡片试验）出现弱阳性或假阴性结果，将此血清稀释后再做血清试验，出现了真阳性的结果，称为"前带现象"。这是因为血清中有大量的抗类脂抗原的抗体存在，使得可以形成的免疫复合物反而相对减少而不出现凝集，出现假阴性。

国内主要有哪些梅毒螺旋体抗原血清试验

目前,国内主要应用的梅毒螺旋体抗原血清试验有:梅毒螺旋体明胶颗粒凝集试验(TPPA)、荧光螺旋体抗体吸收试验(FTA-ABS)、梅毒螺旋体血球凝集试验(TPHA)和梅毒螺旋体抗体酶联免疫吸附试验(ELISA)等。由于这些试验采用梅毒螺旋体作抗原,为特异性抗原,检测血清中抗梅毒螺旋体免疫球蛋白G(IgG)或免疫球蛋白M(IgM)抗体,其敏感性和特异性均较高。

梅毒螺旋体明胶颗粒凝集试验(TPPA)的原理

TPPA试验用梅毒螺旋体致敏明胶颗粒为抗原,该致敏颗粒与人血清中的抗梅毒螺旋体抗体结合,产生可见的凝集反应。明胶颗粒为玫瑰红色,便于肉眼观察结果。

荧光螺旋体抗体吸收试验(FTA-ABS)有哪些原理

FTA-ABS试验以完整形态的Nichol梅毒螺旋体作为抗原,加上经吸收剂(用Reiter株螺旋体制备而成)处理过的病人血清形成抗原抗体复合物,再加入荧光素(FITC)标记的抗人免疫球蛋白,与血清梅毒螺旋体抗体结合。在荧光显微镜下,螺旋体显示苹果绿色的荧光,即为阳性反应。梅毒螺旋体均匀地发出中等或高强度的苹果绿色荧光为阳性,梅毒螺旋体均匀地发出弱苹果绿色荧光为弱阳性,梅毒螺旋体呈微弱黄色光或观察不到荧光为阴性。

梅毒螺旋体血球凝集试验 (TPHA)的原理

该试验用血球表面包被大量的梅毒螺旋体抗原,被大量梅毒螺旋体抗原包被的血细胞与人血清中的抗梅毒螺旋体抗体结合,产生便于肉眼观察的凝集反应。

梅毒螺旋体酶联免疫吸附 试验(ELISA)的原理

该试验是用经纯化及超声裂解处理的梅毒螺旋体为抗原包被固相板条,加上梅毒血清和辣根过氧化酶标记的抗人免疫球蛋白G(IgG)抗体,利用酶免疫法检测病人血清中的抗梅毒螺旋体特异性抗体。采用特异的梅毒螺旋体重组蛋白作为抗原,使试验更加敏感、特异。

梅毒螺旋体抗原血清试验 有哪些临床意义

硬下疳发生2~3周后,梅毒血清反应开始呈阳性。

① 梅毒螺旋体抗原血清试验的敏感性和特异性均高,一期梅毒的敏感性为70%~100%,二期梅毒达100%,三期梅毒为95%~98%,特异性为94%~100%。

② 梅毒螺旋体抗原血清试验大多用作证实试验,特别是潜伏梅毒与一些非螺旋体抗原血清试验阴性,而又被怀疑为梅毒的病人。但不能用于观察疗效、判断复发与再感染。

③ 梅毒螺旋体抗原血清试验,偶可出现生物学假阳性反应。

怎样进行梅毒的基本病理诊断

梅毒的基本病理变化主要是:a. 血管内膜炎,内皮细胞肿胀与增生。b. 血管周围炎,有大量淋巴细胞与浆细胞浸润。晚期梅毒除上述变化外,还有上皮样细胞和巨细胞肉芽肿性浸润,有时有坏死。各期梅毒的病理变化有以下特征:

① 硬下疳:呈血管周围浸润性病变,主要见淋巴细胞、浆细胞和组织细胞,伴有毛细血管内皮的增生,随后出现小血管闭塞。此外,梅毒螺旋体可见于下疳上皮细胞间隙、毛细血管以及淋巴管周围和局部淋巴结中。

② 二期梅毒斑丘疹:特征是表皮角化过度,有中性多形核白细胞侵入真皮乳头,真皮深层血管周围有单核细胞、浆细胞和淋巴细胞浸润。

③ 扁平湿疣:早期为表皮疣状增生,晚期中央组织坏死,乳头延长,真皮有炎性浸润。血管周围有明显的浆细胞浸润,呈袖口状排列,毛细血管增生,伴表皮细胞内外水肿。银染色法在扁平湿疣中约有 1/3 病例可找到梅毒螺旋体,主要位于表皮内,少数位于浅血管周围。

④ 三期梅毒:主要为肉芽肿性损害,血管变化较二期轻微,为上皮样细胞与巨噬细胞组成的肉芽肿,中间可有干酪样坏死,周围大量的淋巴细胞与浆细胞浸润,并有一些成纤维细胞和组织细胞,血管内皮细胞常有增生肿胀,甚至管腔堵塞。

⑤ 结节性梅毒疹与树胶肿的区别在于病变的广泛程度与位置的深浅。结节性梅毒疹肉芽肿局限于真皮内,干

酪样坏死轻微或缺如,大血管不受累;树胶肿的病变广泛,可累及皮下,干酪样坏死明显,大血管也常受累。

怎样诊断一期梅毒

一般要根据病史、临床表现、实验室检查来诊断一期梅毒。

① 病史:如有不洁性交史。应尽量询问病人的非婚性接触史或性伴、配偶感染史及其他不洁性交史以确定传染源。如肛门有硬下疳,应询问是否有肛交史。问清楚不洁性交的时间,对于确定梅毒的潜伏期是十分必要的,潜伏期一般为2~4周。

② 临床表现:生殖器溃疡、硬下疳:一般为单发,直径1~2厘米,也可为多发。多发硬下疳,直径较小,常不超过1厘米。硬下疳为圆形或椭圆形,稍高出皮面,呈肉红色的糜烂性或浅表性溃疡。疮面较清洁,渗出物少,周边及基底浸润明显,具软骨样硬度,无痛。大多见于外生殖器部位。腹股沟或患部淋巴结:可肿大,常为数个,大小不等,质硬,不粘连,不破溃,无痛。

③ 实验室检查:a. 暗视野显微镜检查:皮肤黏膜损害或淋巴结穿刺液可查见梅毒螺旋体。b. 梅毒血清学试验:非梅毒螺旋体抗原试验和(或)梅毒螺旋体抗原试验阳性。如感染不足2~3周,非梅毒螺旋体抗原试验可为阴性,应在感染4周后复查。

一期梅毒应与哪些疾病相鉴别

典型的一期梅毒硬下疳具有特征性,无需鉴别,不典型的一期梅毒需与软下疳、生殖器疱疹、性病性淋巴肉芽肿、糜烂性龟头炎、白塞病、固定型药疹、皮肤结核、生殖器基底细胞癌、鳞状细胞癌等发生在外阴部的红斑、糜烂和溃疡相鉴别。

梅毒性腹股沟淋巴结肿大，需与软下疳、性病性淋巴肉芽肿与其他淋巴结炎引起的腹股沟淋巴结肿大相鉴别。

怎样诊断二期梅毒

二期梅毒的诊断也要根据病史、临床表现、实验室检查来明确。

① 病史：有非婚性接触史或性伴、配偶感染史，可有一期梅毒史，感染期在 2 年以内。

② 临床表现：皮疹呈多形性，包括斑疹、斑丘疹、丘疹、鳞屑性皮疹、毛囊疹与脓疱疹等，常泛发、对称。掌跖易见暗红斑与脱屑性斑丘疹。外阴及肛周皮疹大多为湿丘疹与扁平湿疣。口腔可发生黏膜斑。不痛，可有瘙痒。可发生虫蚀样脱发。

二期复发梅毒，皮损局限，数目较少，皮疹形态奇异，常呈环状或弓形。可有全身浅表淋巴结肿大。可有梅毒性骨关节损害、眼损害、内脏与神经系统损害等。

③ 实验室检查：a. 暗视野显微镜检查：在二期皮疹，尤其是扁平湿疣、湿丘疹与黏膜斑，易查见梅毒螺旋体，如见到梅毒螺旋体可确诊为二期梅毒。b. 梅毒血清学试验：非梅毒螺旋体抗原血清试验[如性病研究实验室玻片试验（VDRL）、不加热血清反应素玻片试验（USR）或快速血浆反应素环状卡片试验（RPR）等]阳性和梅毒螺旋体抗原试验[如荧光螺旋体抗体吸收试验（FTA－ABS）或梅毒螺旋

体血球凝集试验（TPHA）等]阳性。

二期梅毒需与哪些 皮肤病相鉴别

二期梅毒的皮损形态可模仿各种类型的皮肤病损害。临床上有时很难区分,要通过详细的病史询问和实验室检查来鉴别。但一般情况下易与以下疾病区分。

① 梅毒性斑疹:需与玫瑰糠疹、银屑病、白癜风、花斑癣、药疹、多形红斑、远心性环状红斑等相鉴别。

② 梅毒性丘疹和扁平湿疣:需与银屑病、体癣、扁平苔藓、毛发红糠疹、尖锐湿疣等相鉴别。

③ 梅毒性脓疱疹:需与各种脓疱病、脓疱疮、臁疮、雅司、聚合性痤疮等相鉴别。

④ 黏膜梅毒疹:需与传染性单核细胞增多症、地图舌、鹅口疮、扁平苔藓等相鉴别。

三期梅毒的诊断有哪些标准

① 病史:有非婚性接触史或性伴、配偶感染史,可有一期或二期梅毒史。病期 2 年以上。

② 临床表现:常见结节性皮疹、近关节结节及皮肤、黏膜、骨骼树胶肿等。心脏血管系统受累以单纯性主动脉炎、主动脉瓣闭锁不全近关节结节和主动脉瘤多见。a. 皮肤黏膜损害:头面部及四肢伸侧的结节性梅毒疹,大关节附近的近关节结节,皮肤、口腔、舌咽的树胶肿,上腭及鼻中隔黏膜树胶肿导致上腭及鼻中隔穿孔和鞍鼻。b. 骨梅毒、眼梅毒、其他内脏梅毒:累及呼吸道、消化道、肝脾、泌尿生殖系、内

分泌腺与骨骼肌等。c. 心血管梅毒：可发生单纯性主动脉炎、主动脉瘤、主动脉瓣闭锁不全等。

③ 实验室检查：损害组织的荧光抗体试验，或特殊染色：可发现梅毒螺旋体，但极少发现。a. 梅毒血清学试验：非梅毒螺旋体抗原试验大多阳性，也可阴性，梅毒螺旋体抗原试验阳性。b. 组织病理检查：有三期梅毒的组织病理变化。

三期梅毒需与哪些疾病相鉴别

① 结节性梅毒疹需与寻常狼疮、结节病、瘤型麻风等相鉴别。

② 树胶肿需与寻常狼疮、瘤型麻风、硬红斑、结节性红斑、小腿溃疡、脂膜炎、癌肿等相鉴别。

神经梅毒有哪些诊断标准

神经梅毒的临床表现无特异性，迄今还无"金标准"来诊断神经梅毒。神经梅毒的确诊不能仅凭某一项试验。脑脊液的性病研究实验室（VDRL）玻片试验特异性很高，但敏感性低。其他许多试验不是敏感性不高，就是特异性不够，或是既不敏感也不特异，需要结合其他试验结果与临床评估进行解释。

① 病史：有非婚性接触史或性伴、配偶感染史，可有一期、二期或三期梅毒史。

② 临床表现：常见的神经系统表现为视觉或听觉症状、颅神经麻痹、脑膜炎、脊髓痨和麻痹性痴呆等。也可为无任何神经系统表现而脑脊液出现异常的无症状神经

梅毒。

③ 实验室检查:a. 脑脊液检查:白细胞计数大于或等于 10×10^6/升,蛋白量大于 500 毫克/升,且无其他引起这些异常的原因。b. 梅毒血清学试验:非梅毒螺旋体抗原试验与梅毒螺旋体抗原试验阳性。c. 脑脊液 VDRL 试验阳性。

神经梅毒需与哪些疾病相鉴别

梅毒性脑膜炎需与由各种原因引起的淋巴细胞性脑膜炎相鉴别,包括结核性脑膜炎、隐球菌性脑膜炎、钩端螺旋体病和莱姆病等。脑膜血管梅毒需与各种原因引起的脑卒中相鉴别,包括高血压、血管硬化性疾病、脑血栓等。脊髓脑膜血管梅毒需与各种原因引起的横断性脊髓炎相鉴别,包括前脊髓动脉阻塞、脊髓硬脑膜外脓肿或感染性肉芽肿、硬脑膜出血、肿瘤脑转移等。全身性麻痹病需与脑肿瘤、硬膜下血肿、动脉硬化、阿尔茨海默病(老年性痴呆)、精神分裂症、慢性乙醇中毒和癫痫发作等相鉴别。脊髓痨需与埃迪(ADIE)综合征、糖尿病性假脊髓痨等相鉴别。

心血管梅毒有哪些诊断标准

① 病史:有非婚性接触史或性伴、配偶感染史,可有一期、二期或三期梅毒史。

② 临床表现:心血管梅毒主要表现为主动脉炎、主动脉瘤、冠状动脉口狭窄和主动脉瓣关闭不全等病变所表现出的临床症状,与其他心血管疾病导致的上述损害无明显差别,但梅毒性动脉瘤比较特殊,如主动脉瘤可以有胸骨区隆起等。

③ 实验室检查：梅毒血清学试验：非梅毒螺旋体抗原试验与梅毒螺旋体抗原试验阳性。

心血管梅毒需与哪些疾病相鉴别

① 梅毒性主动脉瓣关闭不全需与风湿性、动脉硬化性、先天性瓣膜畸形等原因引起的主动脉瓣关闭不全相鉴别。风湿性者发病年龄较轻，常伴有二尖瓣病变所致杂音和心音的变化，主动脉粥样硬化引起者，主动脉有较广泛的扩大，并常累及腹主动脉。

② 梅毒性主动脉瘤需与主动脉硬化症、纵隔肿瘤相鉴别。胸主动脉瘤如有搏动较易识别。但当动脉瘤内有较大血凝块时，搏动不明显，此时需做主动脉选择性造影明确诊断，需与引起的主动脉瓣闭锁不全相鉴别。

潜伏梅毒有哪些诊断标准

① 早期潜伏梅毒：a. 病史：有非婚性接触史或性伴、配偶感染史。b. 临床表现：无任何梅毒性的症状和体征。c. 实验室检查：病期在 2 年内，无既往梅毒史者，非梅毒螺旋体抗原试验与梅毒螺旋体抗原试验阳性。有既往梅毒治疗史者，与前次非梅毒螺旋体抗原试验结果相比，本次试验结果阳转或其滴度升高 4 倍或更高。

② 晚期潜伏梅毒：病期在 2 年以上。无证据表明在既往 2 年中获得感染，无既往梅毒史者，非梅毒螺旋体抗原试验与梅毒螺旋体抗原试验阳性。有既往梅毒治疗史者，与前次非梅毒螺旋体抗原试验结果相比，本次试验结果阳转

或其滴度升高4倍或更高。

③ 不明病期潜伏梅毒：感染时间不明，既往无梅毒史，非梅毒螺旋体抗原试验与梅毒螺旋体抗原试验阳性。

先天梅毒有哪些诊断标准

至今，先天梅毒的诊断尚是临床难题，其诊断要结合患儿的病史、临床表现和实验室检查来判断：

① 病史：生母为梅毒病人。

② 临床表现：a. 早期先天梅毒（2岁以内）：类似于获得性二期梅毒，发育不良，皮损常为水疱－大疱、红斑、丘疹、扁平湿疣、口腔周围线状皲裂，梅毒性鼻炎与喉炎，骨髓炎、骨软骨炎及骨膜炎，可有全身淋巴结肿大、肝脾肿大、贫血等。b. 晚期先天梅毒（2岁以上）：类似于获得性三期梅毒，但以间质性角膜炎、神经性耳聋、赫秦生齿、马鞍鼻等较常见，还可出现鼻或腭树胶肿及骨膜炎等。

③ 炎症性损害：包括间质性角膜炎、神经性耳聋、脑脊液异常、肝脾肿大、鼻或腭树胶肿、克勒顿关节（对称性无痛性膝肘关节肿胀、关节积水、活动受限、易继发损伤）、胫骨骨膜炎等。

④ 标记性损害：a. 骨骼畸形：包括前额圆凸、方颅、马鞍鼻、胫骨骨膜肥厚形似佩刀胫、锁胸关节骨质肥厚。b. 牙齿畸形：赫秦生齿、桑椹齿。c. 口腔周围皮肤放射状裂纹。

⑤ 先天潜伏梅毒：除感染源于母体外，余同获得性潜伏梅毒。

⑥ 实验室检查：a. 暗视野显微镜检查：在早期先天梅毒儿的皮肤黏膜损害中可查到梅毒螺旋体。b. 梅毒血清学试验：非梅毒螺旋体抗原试验与梅毒螺旋体抗原试验阳性。

出生时非梅毒螺旋体抗原试验的滴度大于或等于母亲滴度的 4 倍。c. 19S – IgM –荧光螺旋体抗体吸收（FTA – ABS）试验阳性。

妊娠梅毒有哪些诊断标准

妊娠期发生或发现的活动性梅毒或潜伏梅毒称为妊娠期梅毒,其诊断参照获得性梅毒的诊断标准。

梅毒究竟是种什么病

梅毒俗称"杨梅疮"、"花柳病",是由苍白螺旋体引起的一种慢性系统性性传播疾病,主要通过性生活、血液和母婴传播。梅毒早期即可侵犯全身各器官,但主要表现为生殖器和皮肤的损害;晚期可引起全身各器官不可逆性损伤,产生多种多样的症状和体征,病变几乎能累及全身各个脏器。梅毒通过性行为可以在人群中相互传播,并可以由母亲传染给胎儿,危及下一代。

梅毒在我国的现状

新中国成立前,梅毒在我国的流行非常猖獗,北京、上海等大城市的梅毒感染率高达 4.5%~10%。20 世纪 50 年代后期至 60 代初,经过大规模的性病防治运动,通过关闭妓院、免费治疗病人及开展群众性性病防治教育等,全国基本上消灭了梅毒。但 80 年代以来,随着对外开放、旅游事业的迅速发展及人们对性行为认识的改变,梅毒的发病率也逐渐增加,近 20 年来,我国的梅毒呈持续增长态势。

1991年，全国报道梅毒1 892例，年发病率为0.16/10万；而2009年，全国梅毒高达327 433例，年发病率为24.66/10万，短短十几年梅毒上升了近200倍。不仅如此，梅毒孕妇生产导致的先天梅毒严重威胁着儿童健康。据有关报道，2009年，中国先天梅毒年发病率已高达56.76/10万活产数，有胎传梅毒10 757例。

我国对梅毒的高发流行有哪些举措

由于梅毒通常被认为与较差的社会医疗卫生状况和社会规范相关。因此，近年来梅毒发病的巨大数字，已引起我国政府及卫生部门的高度警视。据此，国家卫生部于2010年6月21号颁发了《中国预防与控制梅毒规划（2010~2020年）》，国家基金委于2010年，首次将梅毒螺旋体作为"重要的病原体列入973重要传染病专项"资助的研究对象。

梅毒在世界流行状况

在青霉素发明之前，梅毒是危害人类健康的最重要的传染病之一，那时的欧洲约有10%的人群罹患梅毒，"疯人院"中有20%的精神病人由神经梅毒导致。至今，梅毒仍是全球主要的公共卫生问题。世界卫生组织（WHO）估计，全世界每年有1 200万梅毒新病例发生，其中90%发生于发展中国家。先天梅毒仍然是许多发展中国家死产和新生儿死亡的主要原因。在俄罗斯，东、西欧和北美等国家，梅毒的流行加剧了人类免疫缺陷病毒的流行。在北美和西欧等国家，梅毒在部分人群中流行严重，如男男性行为者、吸毒者,这些地区的特定人群中梅毒的发病有迅速增长势头。

梅毒的病原体是什么

梅毒的病原体是梅毒螺旋体,又称苍白螺旋体,梅毒螺旋体是一种非常复杂的螺旋状微生物,小而纤细,长 5~20 微米,平均长度为 6~10 微米,粗细小于 0.2 微米,有 6~12 个规则的螺旋,因其透明不染色,所以称为苍白螺旋体。梅毒螺旋体的基本结构为原生质的圆柱体,为内膜(质膜)、外膜和由肽聚糖构成的薄细胞壁所包绕。两端各有 3 条周质鞭毛,盘绕原生质柱,而向另一端延伸。周质鞭毛使螺旋体保持运动。其运动缓慢而有规律,有 3 种运动方式:围绕其长轴旋转运动,或伸缩其螺旋间距离移动,或弯曲扭动如蛇行。梅毒螺旋体尚不能在体外长时间培养繁殖,人是其唯一的自然宿主,但可在家兔睾丸中生长繁殖,用于抗原制备和实验研究。使用 Sf1Ep 美洲白尾灰兔单层上皮细胞,在含 1.5% 的氧和 34~35℃ 条件下能进行有限的培养。其传代时间为 30~33 小时,繁殖方式主要为横断分裂。

梅毒螺旋体对外界条件和理化因素均极为敏感,在体外不易生存,离开人体很快死亡,其生存最适温度为 37℃。梅毒螺旋体怕热、怕干燥、怕氧气,所以在人体外的生活力很低,在干燥和阳光照射下很快死亡,普通消毒剂,如升汞(1:1 000)和热肥皂水都能在短时间内使之死亡,加热至 42℃,2 个小时可将它杀死,煮沸则立即死亡。梅毒螺旋体在低温、潮湿的环境下可以生存较长时间,在 0℃ 时可存活 48 小时,置于 -78℃ 数年仍具有传染性。

梅毒病人的传染性何时最大

未经治疗的病人在感染梅毒螺旋体 1~2 年内最具传染性,尤其是早期梅毒病人,其病灶处的分泌物中含有大量梅毒螺旋体,因此传染性最强,早期潜伏梅毒病人也有传染性。随着病期的延长,梅毒的传染性也逐渐减小,病程超过 2 年以上时,梅毒的传染性会逐渐减弱,一般不会被传染,病期超过 4 年者,通过性接触基本无传染性,但未经治疗的孕妇可在任何时间将梅毒传染给胎儿。

梅毒螺旋体通过哪些途径感染给人体

梅毒螺旋体感染人体主要通过 3 条途径,即性接触传播、母婴传播和血液传播,其核心是通过性接触传播。

① 性接触传播:约有 95% 以上的梅毒是通过性接触传播的,包括同性及异性之间的性接触,除了生殖器与生殖器接触外,也要考虑到性器官与口唇、手的接触传染。肛交有更大的传染危险。与感染梅毒螺旋体性传播有关的高危人群为:男男性行为者、男女性性工作者(性交易)、嫖娼者、多个性伙伴者、性乱者及其性伴侣是梅毒病人者。

② 血液传播:包括:a. 输入了含有梅毒螺旋体的血液,如输用未经梅毒抗体检查的供血者的血;救护流血的伤员时,救护者本身破损的皮肤接触伤员的血液。b. 静脉药瘾者共用被梅毒螺旋体污染的针头及注射器。c. 共用其他医疗器械或生活用具(如消毒不完全的内镜)也可能经破损处传染,但罕见。d. 注射器和针头消毒不彻底或不消毒,口

腔科器械、接生器械、外科手术器械、针刺治疗用针消毒不严密或不消毒;理发、美容(如文眉、穿耳)、文身等的刀具、针具、浴室的修脚刀不消毒;和他人共用刮脸刀、剃须刀、或共用牙刷。

③ 母婴传播:也称围生期传播,即感染了梅毒螺旋体的母亲在产前、分娩过程中梅毒螺旋体传染给了胎儿或新生儿。可通过胎盘,或分娩时通过产道传染。

④ 其他:梅毒螺旋体偶可通过接触了含有病人分泌物的日常用品(毛巾、剃须刀、餐具、烟嘴、被褥、床单、坐式便器等)传播,极少数病人是通过密切的生活接触传播。极少数可通过接吻、哺乳等而感染。

怎样的性行为易感染上梅毒

① 不安全性行为:无保护措施的,非固定性伴侣的频繁性行为容易感染梅毒螺旋体。

② 男性同性性行为:男性同性性行为人群中感染上梅毒螺旋体非常高,而且男性同性性行为有多个性伴倾向。

③ 多性伴行为:对于同性恋或异性恋来说,在同一时期与多个性伙伴发生性关系是感染梅毒螺旋体的高危因素。在性生活中,性交部位的摩擦容易引起性交部位的黏膜破损,梅毒螺旋体就会侵入局部皮肤或黏膜。

感染了梅毒螺旋体
一定会发病吗

感染了梅毒螺旋体并不一定会发病。未经治疗的梅毒螺旋体感染者其自然病程有 3 种结局,即自愈、处于潜伏状态和发展成现症梅毒。因此，那些处于潜伏状态的病人并不一定会发病，只有在机体免疫力下降或梅毒螺旋体大量繁殖时才会发病。

感染梅毒后多长时间才会发病

感染梅毒螺旋体后不会马上发病，一般要经过2~4周的潜伏期才会在性接触部位（如男性的冠状沟、龟头、包皮和阴茎体部，女性的大小阴唇、下联合、阴唇、系带和宫颈处，有肛交史者可发生于肛周或直肠。也可见于生殖器以外部位，如口唇和咽喉部等），发生逐渐增大的无痛性溃疡。也有些人由于发生溃疡的部位比较隐蔽，又无症状，很难发现，而于感染梅毒螺旋体后2~3个月可出现发热、头痛、头晕、关节痛、肌肉痛、纳差、恶心、呕吐、乏力等前驱症状，这种症状一般3~5天可自行好转。然后可发生全身皮肤黏膜的损害，皮疹可呈多样性，分布广泛而对称，无自觉症状或自觉症状轻微，对组织破坏性小，传染性强，可自行消退。

梅毒皮疹消退就表明机体康复了吗

梅毒皮损消退并不意味着机体康复了，非经治疗的梅毒皮疹消退后，体内的梅毒螺旋体并未清除，而是到机体的各部位潜伏起来，形成慢性潜伏性感染，会最终引起神经梅毒、心血管梅毒、眼梅毒等严重后果。

感染梅毒后自己会毫无感觉吗

可能的，感染梅毒后如果处于潜伏期，感染者会毫无感觉。有些人是在体检或手术前检查血液才被发现,也有些人是在婚前检查或孕妇常规检查时才被发现。但无自觉症状并非表明病情不严重,反倒更具危害性,因为可能会丧失最佳的治疗时机,而发展为严重脏器损伤。

夫妻间有一方感染梅毒后另一方怎么办

夫妻间有一方感染梅毒时,另一方应及时到当地正规的性病专科医院或正规医院的性病科就诊检查,并根据医生的建议进行治疗和随访。不要贪方便或碍于情面而到私人医院或诊所去医治,更不要相信包治保好的"特效药"。

夫妻间有一方感染梅毒后可以有性生活吗

夫妻间有一方感染梅毒时,在治疗期间或一方尚未治疗期间,一般要禁止性生活。夫妻双方共同治疗后可有性生活,但在治疗后的 3 个月内,性生活时最好用安全套,待第一次血清随访结果出来,确保治疗有效后,夫妻间可以不用安全套(一定要明确对方没有不安全性行为,才可不用安全套)。

人们会在就医中感染梅毒吗

在医疗行为中感染梅毒,称为医源性感染,一般不会发生,但为预防医源性感染,我们必须做到:

① 对输血者在输血前后进行梅毒抗体检测,严厉打击

非法献血者。

② 普遍推广应用一次性注射器、针头、针灸针,使用后严格毁型;手术器械、内镜和其他相关设备要严格消毒。

③ 有必要对做手术的病人进行梅毒抗体检测。

有先天免疫梅毒螺旋体的人吗

十分不幸,人群普遍对梅毒螺旋体易感,人类对梅毒螺旋体没有先天免疫力。因此,任何人如果通过性生活或经血接触到梅毒螺旋体,都有被感染的可能。

感染过一次梅毒终身不再会感染梅毒吗

梅毒后天免疫很弱,不能防止再感染。梅毒的免疫是传染性免疫,即当机体有螺旋体感染时才有免疫力。只有在体内有梅毒螺旋体存在时,才能产生对该病的免疫力。一旦治疗后梅毒螺旋体从体内消失,免疫力也随之消失,再遇到梅毒螺旋体感染时,仍然会患梅毒。就是说早期梅毒治愈后,可能会再次发生感染;而晚期梅毒则不再发生感染。

患有梅毒的妇女还能生育吗

能。生育年龄的妇女感染了梅毒后,只要经过正规的驱梅毒治疗,并经过足够的随访时间,确认病人没有复发或重复感染时,即可生育。如果在怀孕时发现已感染梅毒,要及时到正规医院的性传播疾病专科就诊,正规的驱梅治疗

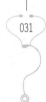

和及时的监测,完全有可能使梅毒孕妇生产出健康的孩子。

怎样避免梅毒 螺旋体母婴传播

任何妇女如果考虑生育问题,不知道自己是否感染了梅毒,或如果自己曾经有多性伴或静脉吸毒历史,或其性伴侣已感染梅毒,均应接受梅毒抗体检测,只有确认自己未被感染梅毒时,才可考虑生育。

如果怀孕时知道已被感染梅毒,以下方法能减少梅毒的母婴传播:

① 及时治疗:由于妊娠任何时间都可能发生先天梅毒,且胎儿受染的风险随着妊娠期的推进而增加,孕妇早期活动性梅毒的传染性强,如不治疗,几乎100%可引起不良妊娠后果,导致流产、死胎、早产和先天梅毒。因此,及时治疗患病的母亲可阻断或减少胎传梅毒的发生。

② 如果不能确认另一方的性行为情况,在怀孕期间有性生活时应使用安全套。

③ 乳母若有早期梅毒并有皮损,则不能母乳喂养,需要采取乳汁替代品替代喂养,以降低发生传播的危险性。

何谓先天梅毒、后天梅毒

根据传染途径,梅毒可分为后天获得性梅毒和先天(胎传)梅毒。

先天梅毒是指孕妇感染梅毒后,梅毒螺旋体通过胎盘感染胎儿,使胎儿在出生前已获得的梅毒。因为胎传梅毒实际是经血传播的,因此胎传梅毒无一期梅毒。后天梅毒与获得性梅毒,绝大多数是通过性生活感染引起的,很少一部分人可通过血液或被梅毒螺旋体污染的物品引起。后天梅毒一般都有一期梅毒的临床表现,通过血液感染的获得性梅毒没有一期梅毒的临床表现。

先天梅毒是怎样区分期的

先天梅毒根据发病年龄(以2岁为界)和有无临床表现,又分为早期先天梅毒、晚期先天梅毒和潜伏梅毒。年龄小于2岁者为早期先天潜伏梅毒,大于2岁者为晚期先天潜伏梅毒。

新生儿会得获得性梅毒吗

新生儿也会感染获得性梅毒。如果母亲患有梅毒,胎儿在通过产道时可感染梅毒,也可在出生后通过有梅毒螺旋体的皮损,将梅毒传染给新生儿;乳母如果是早期梅毒并未经治疗者,新生儿可通过哺乳或喂养等被传染梅毒,但这些情况较少见。

孕妇梅毒一定会传染给胎儿吗

孕妇患有梅毒极有可能将梅毒传染给胎儿,但不一定会传染给胎儿。一般的规律是孕妇感染梅毒的时间越长,胎儿感染梅毒的概率越低。孕妇梅毒不像其他获得性梅毒,病程超过一定年限,通过性接触基本无传染性。孕妇梅毒只要未经正规有效治疗,传染给胎儿的可能性将永久存在。

获得性梅毒是怎样分期的

获得性梅毒可分为早期梅毒和晚期梅毒,按照目前中国的划分标准,早期梅毒是指感染梅毒螺旋体小于2年的梅毒,晚期梅毒是指感染梅毒螺旋体大于或等于2年的梅毒。早期梅毒包括一期梅毒、二期梅毒,以及早期潜伏梅毒(感染期小于2年);晚期梅毒包括三期梅毒(树胶肿、心血管梅毒和神经梅毒)和晚期潜伏梅毒(感染期大于或等于2年)。

梅毒螺旋体感染人体后,按其感染时间的长短和临床特点的不同可分为3期。梅毒螺旋体从完整的黏膜和擦伤的皮肤进入人体后,经数小时侵入附近淋巴结,2~3日经血液循环播散全身。梅毒螺旋体侵入人体后,经过2~4周潜伏期,即发生皮肤损害(称为硬下疳),即我们所说的一期梅毒。经3~4周,硬下疳会自然消失,机体进入无症状的潜伏期,此即一期潜伏梅毒。再经6~8周,大量螺旋体进入血液循环,向全身播散,引起二期早发梅毒,皮肤黏膜、骨骼、眼等器官及神经系统受损。经1~3个月二期早发梅毒也会自然消失,再进入潜伏状态,2年后有30%~40%病人进入晚期梅毒。

扁平湿疣发生在哪期梅毒

二期显性梅毒时,发生于肛周、外生殖器、腋下等温暖潮湿或间擦部位的扁平丘疹,称为扁平湿疣。这些扁平丘疹融合成斑块状或分叶状的疣状损害,高出皮面,界限清楚,表面湿润,呈灰白色或暗红色,内含大量梅毒螺旋体,传染性较强。

口腔黏膜也会发生梅毒损害吗

是的,二期梅毒常可发生口腔黏膜损害,口腔黏膜损害可以是浅表的糜烂性损害;或灰白色的斑,周围有暗红色晕;也可以是隆起的丘疹,呈圆形、扁平,发亮、灰白色或粉红色,黏膜损害中含有大量梅毒螺旋体。

二期梅毒会侵犯到骨骼吗

二期梅毒不仅可以侵犯骨骼,还可侵犯到关节。骨损害包括骨膜炎、骨炎和骨髓炎,关节损害包括关节炎、滑膜炎、腱鞘炎,以骨膜炎和关节炎为常见。骨膜炎大多见于长骨,骨膜肥厚,有压痛。骨炎大多见于长骨和头颅骨,骨质疏松,一般无自觉症状,少数可出现触痛、钝痛和压痛,白天和活动时疼痛减轻,晚间和休息时疼痛加重。关节梅毒多见于肘或膝等大关节,关节酸痛但可不红肿,关节肿大,皮肤轻度潮红,常对称发生,无游走性,关节痛夜间明显,X线检查无异常发现。

二期梅毒会侵犯眼睛吗

尽管二期眼梅毒侵犯眼睛的为数不多,但二期梅毒的眼部损害报道不少见。二期梅毒的眼部损害,除眼睑与结合膜可出现皮疹或黏膜疹外,损害还包括虹膜炎、虹膜睫状体炎、脉络膜炎、视网膜炎、角膜炎、结膜炎、泪腺炎、泪囊炎、视神经炎和视网膜炎等。其中以虹膜炎最常见,其症状与其他原因引起的虹膜炎相同,包括角膜缘呈现深紫色,结合膜血管充盈清晰可见,虹膜充血肿胀纹理不清,瞳孔缩小,前房水混浊,视力模糊;虹膜如与晶状体外囊粘连,常会使瞳孔不能放大或变形,影响到房水循环时,可继发青光眼。严重的虹膜炎,如波及睫状体时,可成为虹膜睫状体炎。虹膜炎大多为双侧发病,疼痛剧烈常反射至头肩,有畏光流泪与视力障碍。

二期梅毒会侵犯神经系统吗

研究显示,各期梅毒均可发生神经系统损害,尽管可能其中大多数病例无症状。约有40%的早期梅毒和25%潜伏梅毒至少符合神经梅毒诊断的一项标准,二期梅毒当然也可引起神经损害,但以无症状神经梅毒居多,少数为有症状神经梅毒,包括梅毒性脑膜炎、脑血管梅毒和脑实质梅毒。

神经梅毒有多大的潜在危险

梅毒螺旋体侵犯神经系统,引起神经系统的病理性改变,除临床上无症状,仅脑脊液检查有异常改变的无症状神经梅毒外,还可出现脑膜血管梅毒、脑实质梅毒等。

神经梅毒可分为无症状神经梅毒、脑脊膜梅毒、脑膜血管梅毒和脑实质梅毒。无症状神经梅毒指无任何神经系统症状和体征,梅毒血清学试验阳性(非梅毒螺旋体抗原试验及梅毒螺旋体抗原试验阳性),并存在脑脊液异常〔白细胞计数大于或等于10×10^{6}/升,蛋白量大于500毫克/升,且无其他引起这些异常的原因,脑脊液性病研究实验室玻片(VDRL)试验阳性〕。这就是所谓的"正常人",但如果不经过治疗，他们能"正常"多久就很难保证了。脑脊膜梅毒常发生在梅毒螺旋体感染后2个月至2年，分为梅毒性脑膜炎和梅毒性硬脊膜炎，一般发生在感染后6个月内或在二期梅毒疹存在时，可出现发热、头痛、恶心、呕吐、颈项强直、精神异常等，可伴有发热，但少见；也可有克氏征阳性和视乳头水肿等，部分病人还可出现颅神经麻痹，受累频度依次为视神经、外展神经、听神经和面神经。梅毒性硬脊膜炎少见，表现为臂和手放射痛、感觉异常、腱反射消失和肌肉萎缩、受累部位以下节段感觉缺失、强直性轻瘫和颈项强直。脑膜血管梅毒常在感染后4~7年发病，可分为脑膜血管梅毒和脊髓脑膜血管梅毒，前者表现为偏瘫、截瘫、失语、癫痫发作、阿－罗瞳孔（瞳孔小而固定，散瞳药不能散大瞳孔，对光反射消失，调节反射存在）等。后者少见，基本过程是慢性脊髓膜炎，引起脊髓实质退行性变。严重时可出现横断性脊髓炎表现。脑实质梅毒常在感染后4~7年发病，脑实质梅毒以男性多见，可分为麻痹性痴呆、脊髓痨、树胶样肿性神经梅毒和视神经萎缩等。后两者罕见，表现类似于脑肿瘤、脑脓肿、脑结核和进行性视力丧失。

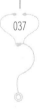

神经梅毒会引起脑卒中（中风）吗

所谓的神经梅毒引起的脑卒中（中风），实际上就是脑膜血管梅毒。其病理基础是中、小动脉的梅毒性动脉内膜炎或动脉周围炎，血管内膜纤维细胞增生，外膜纤维化，淋巴细胞、浆细胞浸润，造成管腔狭窄、动脉梗死等，出现闭塞性脑血管综合征。常伴有脑膜炎前驱症状，前驱症状还可有人格改变、情绪不稳定、眩晕和失眠、癫痫发作、意识改变等。当炎症引起脑血管破裂或闭塞时,即可引起脑卒中的临床表现,青壮年脑卒中要高度怀疑该病。

何谓麻痹性痴呆

麻痹性痴呆是神经梅毒的一种临床类型。为大脑皮质弥散性的实质性损害而导致进行性精神衰退和神经病变。精神症状:包括注意力不集中、烦躁;情绪变化无常、兴奋、躁狂或抑郁、妄想;智力减退、判断力与记忆力认知功能的进行性下降、人格改变;随着病情的发展,出现精神病样症状和痴呆。神经病变症状:包括阿 – 罗瞳孔、震颤、言语与书写障碍、发音不清、共济失调、腱反射障碍、肌无力、癫痫发作、四肢瘫痪与大小便失禁等。

何谓脊髓痨

是指发生于脊髓的神经梅毒。为脊神经后根及脊髓后索发生变性及萎缩所致。可发生闪电样痛(大多见于下肢),感觉异常(束带感、蚁走感、感觉过敏),触、痛觉与温度觉障碍,深感觉减退与消失,位置觉和震动觉障碍导致宽基步态和罗姆伯格(Romberg)征阳性,腱反射减弱与消失,共济失调,阿 – 罗瞳孔,排尿困难,尿潴留及性欲减退,内脏(胃、喉、膀胱或直肠)危象,夏科关节(无痛、非炎症、关节肿胀、变形,累及髋、膝和踝关节,反复损伤致骨生长过度)和肢端神经病性穿通性溃疡。典型三联征:包括闪电样疼痛、感觉障碍和尿潴留,最常见和最早出现的三联征为瞳孔异常、下肢反射消失和 Romberg 征阳性。

何谓二期复发梅毒

二期复发梅毒有临床复发和血清学复发之分。临床复发是指各种原因使早期梅毒治疗失败,梅毒螺旋体在体内(尤其是在血液中)不能被有效杀灭,从而在治疗后二期梅毒损害消退后又重新出现,可同时伴有血清非梅毒螺旋体抗原试验滴度不下降或上升;血清学复发是指早期梅毒经治疗后皮损消失,血清非梅毒螺旋体抗原试验滴度下降后又上升。二期复发梅毒大多数发生在感染后1~2年内,大多因抗梅毒治疗剂量不足,耐药或病人免疫力降低所致。可有血清复发以及皮肤黏膜、眼、神经系统、骨关节、内脏损害复发,但以血清复发多见。皮肤黏膜损害与二期梅毒疹相似,但数量少,分布局限而不对称,有群集倾向,皮疹较大,形态奇异,常呈环状或弓形。皮损好发于前额、口角、颈部、肛周、脐窝、腋窝、阴部及掌跖部。

二期复发梅毒易与哪些皮肤病相混淆

复发性斑疹通常发生于治疗后 2~4 个月,也有迟于 6 个月或 1~2 年者。皮损较早发形大,约如指甲盖或各种钱币大小,数目较少,呈局限性聚集排列,境界明显,大多发于肢端,如下肢、肩胛、前臂及肛周等处。该型经过时间较长,如不治疗,消退后可反复再发,经过中央消退,向边缘发展,形成环状需与环状红斑相鉴别。

何谓潜伏梅毒

潜伏梅毒是指仅梅毒血清反应阳性,而无任何临床表现者。感染期限在 2 年以内的梅毒病人未经治疗,无临床症状,梅毒血清反应阳性,没有其他可引起梅毒血清反应阳性的疾病存在,脑脊液正常,这类病人称为早期潜伏梅毒病人。早期潜伏梅毒又可分为第一潜伏期和第二潜伏期。第一潜伏期指自感染梅毒螺旋体到硬下疳出现的时期;第二潜伏期侧是指自硬下疳消失至二期梅毒疹出现前的时期。感染期限在 2 年以上的梅毒病人未经治疗,无临床症状,梅毒血清反应阳性,没有其他可引起梅毒血清反应阳性的疾病存在,脑脊液正常,这类病人称为晚期潜伏梅毒病人。另一类则为病期不明确的潜伏梅毒。潜伏梅毒不出现症状是因为机体自身免疫力强,或各种原因而使螺旋体暂时被抑制,在潜伏梅毒期间,梅毒螺旋体仍间歇地出现在血液中,潜伏梅毒的孕妇可感染子宫内的胎儿,也可因献血感染给受血者。

潜伏梅毒如不治疗会有怎样的后果

如果不治疗,早期潜伏梅毒可以通过性生活传染给性伴侣,也可以通过胎盘传染给胎儿;同时在机体免疫力下降或梅毒螺旋体大量繁殖时还会发病。晚期潜伏梅毒除可以通过胎盘传染给胎儿外,还可以因为梅毒螺旋体长期在体内,引起各脏器的功能损害,最常见的就是神经梅毒,也可发生心血管梅毒、眼梅毒等危及生命的严重后果。

∽✺ 何谓三期梅毒 ✺∽

三期梅毒(晚期梅毒)是指发生时间一般在感染梅毒螺旋体 2 年后发病,但也可更长时间达数十年者。主要是由于未经抗梅毒治疗或治疗时间不足,用药量不够或未经正规药物治疗。此外,与机体内外环境失调也有一定关系,身体衰弱、病人有结核等慢性病、免疫力低下,如人类免疫缺陷病毒感染者的预后不良。三期梅毒的特点为:a. 发生时间晚(感染后2~15 年):病程长,如不治疗,可长达 10~30 年,甚至终身。b. 症状复杂:可累及任何组织器官,包括皮肤、黏膜、骨、关节以及各内脏,如侵犯消化、呼吸及泌尿等系统,较易侵犯神经系统,但无特异症状,易与其他疾病混淆,诊断困难;可结合病史做相应有关检查。c. 体内及皮损中梅毒螺旋体少,传染力弱,但破坏组织力强,常造成组织缺损,器官破坏,可致残疾,甚至危及生命。d. 抗梅毒治疗虽有疗效,但对已破坏的组织器官则无法修复。e. 梅毒血清反应不稳定,脑脊液常有改变。

∽✺ 梅毒有哪些类型 ✺∽

根据梅毒侵犯器官的不同,可将梅毒划分为皮肤黏膜梅毒、骨梅毒、眼梅毒、心血管梅毒、神经梅毒等,但不是绝对的,梅毒螺旋体往往可同时侵犯不同的器官。根据梅毒的预后不同,可划分为良性梅毒和恶性梅毒;根据传染途径的不同,可分为获得性梅毒和先天梅毒等。

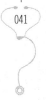

梅毒会侵犯心血管的不同部位吗

在感染早期，螺旋体进入血流后，部分经肺门淋巴管引流至主动脉壁的营养血管，但极少侵入心肌或心内膜；在梅毒感染后期主动脉壁往往发炎，有瘢痕形成。梅毒可以侵犯任何部位的动脉，但以升主动脉受侵最多，因其富有淋巴组织，有利于梅毒螺旋体的进入。主动脉中层肌肉和弹性组织被梅毒螺旋体侵入破坏产生炎症，发生阻塞性血管内膜炎，伴有血管周围浆细胞和淋巴细胞浸润，这些细胞有时可引起组织过度增生，主动脉中层的正常组织被纤维组织代替。在有病变的主动脉中也可发现巨细胞和小的梅毒树胶样病变。主动脉外膜滋养血管引起慢性炎症、血管闭塞，而后发生主动脉中层弹性纤维和肌肉层坏死、纤维化瘢痕形成，导致主动脉炎、主动脉瘤、冠状动脉口狭窄和主动脉瓣关闭不全等病变，出现相应的临床表现。少数病例也可侵入心肌。由于炎症，主动脉壁逐渐松弛，并可有钙化，也可导致动脉瘤的发生，若动脉瘤破裂，会引起出血，可危及生命，而非心脏破裂。血管内膜出现皱褶，上面覆盖闪亮珍珠状物质的大斑块。主动脉内出现"树皮"样改变是梅毒性主动脉炎的特征。梅毒感染可以从升主动脉蔓延到主动脉根部，引起主动脉环的扩大和主动脉瓣连合处的分离，从而产生主动脉瓣关闭不全。主动脉瓣支持组织受到破坏和主动脉瓣卷曲，长度缩短，因此会发生严重的主动脉瓣返流。该病大多在受染 10~25 年后出现心血管的临床症状和体征。

平时需接触梅毒病人该怎么办

梅毒主要通过特定传染途径才能进入人体,即血液、性生活和母婴传播等途径传播。梅毒螺旋体的生命力很脆弱,离开适宜的条件就会立即死亡,许多化学物质都可以使梅毒螺旋体迅速灭活,因此不必害怕。但二期梅毒湿润的皮损中含有大量的梅毒螺旋体,因而当我们的皮肤有伤口时,应做好保护措施,不要使伤口接触到病人的分泌物,或在接触后及时清洁消毒,最为有效和可行的方法就是用流动水冲洗。

梅毒病人能正常学习和工作吗

能。梅毒螺旋体主要是通过性传播、母婴传播和血液传播感染的,日常生活与工作并不会传染上梅毒。梅毒病人只要能进行正规治疗,并不妨碍其日常学习和工作。

梅毒治疗后还有传染性吗

经过正规、有效的驱梅治疗后,梅毒病人就不再具有传染性。

目前有治疗梅毒的方法吗

有。青霉素是目前治疗梅毒最为有效的药物,青霉素治疗梅毒已被 60 多年的临床经验所证实。对青霉素过敏的病人可用四环素、头孢曲松钠等,但孕妇梅毒一旦青霉素过敏,经非青霉素治疗的孕妇,其所生婴儿必须用青霉素补治。尽管如此,梅毒病人还是必须到正规医院进行医疗咨询、治疗。因为梅毒的临床分期对非专业人士来说是相当复杂的事,不同类型的梅毒其治疗疗程和剂量是不同的。而非正规治疗的梅毒比不治疗情况更糟。因此,梅毒病人应及时到正规医院去就诊。

早期梅毒应怎样治疗

早期梅毒的推荐治疗方案是普鲁卡因青霉素 G 80 万单位/日,肌内注射,连续 15 日或苄星青霉素 240 万单位,分两侧臀部肌内注射,每周 1 次,共 1~2 次。早期梅毒的替代治疗方案是:头孢曲松钠 250~500 毫克,肌内注射,连续 10 天。

对青霉素过敏者可用盐酸四环素 500 毫克,每日 4 次,连服 15 日(肝、肾功能不全者禁用);或多西环素 100 毫克,每日 2 次,连服 15 日。

晚期梅毒应怎样治疗

晚期梅毒的推荐治疗方案是:普鲁卡因青霉素 G 80 万单位/日,肌内注射,连续 20 日;或苄星青霉素 240 万单位,分两侧臀部肌内注射,每周 1 次,共 3 次。也可考虑给第 2 个疗程,两次治疗间隔 2 周。对青霉素过敏者可用盐酸四环素 500 毫克,每日 4 次,连服 30 日(肝、肾功能不全者禁用);或多西环素 100 毫克,每日 2 次,连服 30 日。

神经梅毒应怎样治疗

神经梅毒的推荐治疗方案:水剂青霉素 G 1 800 万~2 400万单位,静脉滴注(300 万~400 万单位,每 4 小时 1次),连续 10~14 日。可以继以苄星青霉素 G,每周 240 万单位,肌内注射,共 3 次。或普鲁卡因青霉素 G 240 万单位/日,1 次肌注,同时口服丙磺舒,每次 0.5 克,每日 4 次,共 10~14 日。必要时,继以苄星青霉素 G,每周 240 万单位,肌内注射,共 3 次。神经梅毒的替代治疗方案是:头孢曲松钠,每日 2 克,肌内注射或静脉滴注,连续 10~14 日。对青霉素过敏者,可用盐酸四环素 500 毫克,每日 4 次,连服 30 日(肝、肾功能不全者禁用);或多西环素 100 毫克,每日 2 次,连服 30 日。

先天梅毒应怎样治疗

早期先天梅毒有脑脊液异常的推荐治疗方案是:水剂青霉素 G,每日 10 万~15 万单位/千克,出生后 7 天以内的新生儿,以每次 5 万单位/千克,静脉滴注,每 12 小时 1次;出生 7 天以后的婴儿,每 8 小时 1 次,直至总疗程 10~14 天。或普鲁卡因青霉素 G,每日 5 万单位/千克,肌注,每日 1 次,疗程 10~14 日。脑脊液正常者可用苄星青霉素G,5 万单位/千克,肌内注射。

晚期先天梅毒的推荐治疗方案:普鲁卡因青霉素 G,每天 5 万单位/千克,肌注,每日 1 次,疗程 10 日。对青霉素过敏者,有专家建议用:头孢曲松钠 250 毫克肌注,每日 1次,疗程 10 日。

心血管梅毒应怎样治疗

在心功能可代偿时，从小剂量开始使用青霉素，以避免发生吉海氏反应。第1日水剂青霉素 G 10 万单位，肌内注射 1 次；第2日水剂青霉素 G 10 万单位，肌内注射 2 次；第3日水剂青霉素 G 20 万单位，肌内注射 2 次。第4日起治疗方案是：普鲁卡因青霉素 G 80 万单位/日，肌内注射，连续 15 日为 1 个疗程，共 2 个疗程或更多。疗程间停药 2 周。不用苄星青霉素。对青霉素过敏者可用盐酸四环素 500 毫克，每日 4 次，连服 30 日（肝、肾功能不全者禁用）；或多西环素 100 毫克，每日 2 次，连服 30 日。

孕妇梅毒应怎样治疗

妊娠早期治疗梅毒，不仅可以治疗孕妇，还可使胎儿免受感染。对曾经分娩过早期先天梅毒患儿的孕妇，也要进行驱梅毒治疗。孕妇梅毒的推荐治疗方案：普鲁卡因青霉素 G 80 万单位/日，肌内注射，连续 15 日；或苄星青霉素 240 万单位，分两侧臀部肌内注射，每周 1 次，共 3 次。替代治疗方案是：头孢曲松钠 250~500 毫克，肌内注射，连续 10 日。以上方案在诊断孕妇梅毒时治疗 1 个疗程，在妊娠末 3 个月治疗 1 个疗程。治疗后，每个月随访非梅毒螺旋体抗原血清试验，以观察疗效。对未经充分治疗或未用青霉素治疗的梅毒孕妇所生婴儿，要用青霉素进行预防性治疗。

怎样判断梅毒的治疗效果

判断梅毒治疗的有效性,要结合临床和血清学情况来判断。梅毒的临床治疗有效判断是治疗后损害愈合消失,但可遗留有功能障碍。早期梅毒的血清学治疗有效判断是:早期梅毒在治疗结束后的3个月,非梅毒螺旋体抗原血清试验滴度下降2倍(即由1:64下降到1:16)或转阴,并在以后的2年随访期内,不再上升至2倍或以上或阳转。

红霉素治疗梅毒螺旋体会耐药吗

近年来的研究显示,红霉素类药物的耐药株在世界各地有增长趋势,我国早已有阿奇霉素治疗孕妇梅毒和阻断胎传梅毒失败的报道,上海地区阿奇霉素治疗早期梅毒失败,和该地区大环内酯类药物耐药株高达90%以上的报道,使我们不再推荐红霉素类药物作为梅毒的替代方法,至少在应用红霉素治疗梅毒后,应加强临床和血清学随访。

现在已有预防梅毒螺旋体疫苗了吗

尽管世界各国都在试图研制梅毒螺旋体的疫苗,但到目前为止,还没有可用于预防梅毒的有效疫苗。

治疗后血清不转阴，是梅毒没有治愈吗

有些梅毒病人经过正规驱梅毒治疗后，症状消失，没有再感染，但非梅毒螺旋体抗原血清试验长期不转阴，处于低滴度状态（低于 1:8）。这种情况常发生于就诊时感染梅毒螺旋体时间已较长的病人，当然也可见于治疗不正规的病人。对没有经过正规治疗的病人，要进行正规驱梅毒治疗，如果正规驱梅毒治疗 3 年后病人非梅毒螺旋体抗原血清试验不转阴，处于低滴度状态，并排除了再感染的可能，这种情况并不表示梅毒没有治疗好，无需反复重复治疗。但非梅毒螺旋体抗原血清试验长期不转阴，要排除无症状神经梅毒的可能。

经治疗梅毒螺旋体抗原血清试验能转阴吗

经正规驱梅毒治疗后，绝大多数梅毒病人的梅毒螺旋体抗原血清试验会呈现终身阳性结果，病人不必为此惧怕，这是机体对梅毒螺旋体感染后产生的特异性、记忆性的抗体，并不表示梅毒没有治疗好。因此，该抗体不能用于观察疗效、判断复发及再感染。梅毒病人在驱梅毒治疗结束后的随访过程中，可以不必再监测该抗体。

吉海反应是怎么一回事

吉海反应是指：在首次治疗梅毒后的 24 小时内出现发

热、全身肌肉骨骼疼痛、头痛、恶心、心悸、全身不适,原有的皮损或器官损害加重等异常反应。该反应发生的机制尚不明,可能与梅毒螺旋体在短时间的大量死亡,大量的异性蛋白释放引起机体的变态反应相关。该反应常见于早期现症梅毒。吉海反应如果在孕妇或心血管梅毒可造成流产、死胎、梅毒性主动脉炎、主动脉瘤破裂等严重后果。

梅毒病人为何要定期随访观察

基于目前任何驱梅毒治疗方法,大多无法保证一次性彻底治愈梅毒。因此,梅毒病人在治疗结束后,应听从医生的康复指导医嘱,完成治疗后的随访。

早期梅毒应怎样随访

随访 2~3 年,第 1 次治疗后隔 3 个月复查,以后每 3 个月复查 1 次,1 年后每半年复查一次。由于没有生物学治愈的标准,目前治疗的评估都是基于 60 年以来治疗梅毒的经验。治疗早期梅毒有效的评估标准是:皮肤损害消失,临床症状控制或消失,同时驱梅毒治疗结束后 3 个月,病人的非梅毒螺旋体血清学试验滴度较治疗前下降 4 倍或以上(如 1:64 到 1:16)。大多数一期梅毒在 1 年内,二期梅毒在 2 年内血清可阴转。如非梅毒螺旋体抗原血清学试验由阴性转为阳性或滴度较前次升高 4 倍以上,属血清复发;或有临床症状反复,属临床复发;遇到这两种情况,首先考虑是否有再感染可能,若确是复发,要排除神经梅毒可能,排除神经梅毒后应加倍量复治(治疗 2 个疗程,疗程间需间隔 2 周)。

晚期梅毒应怎样随访

需随访 3 年或更长,第 1 年每 3 个月 1 次,以后每半年 1 次。对血清固定者,如临床上无复发表现,并除外神经、心血管及其他内脏梅毒,可不必再治疗,但要定期复查血清反应滴度,随访 3 年以上判断是否终止观察。

心血管梅毒的随访

需随访 3 年或更长,除定期做血清学检查外,还应同时配合专科医师进行终身随访,根据临床症状进行相应处理。梅毒主动脉瓣闭锁不全、冠状动脉口狭窄、梅毒性主动脉瘤等,虽经充分治疗,其症状和体征也难以完全改善。

神经梅毒应怎样随访

神经梅毒治疗后的第一年每 3 个月做第 1 次检查,包括血清学及脑脊液检查,以后每 6 个月 1 次,直到脑脊液正常。脑脊液中细胞计数是判断疗效的敏感指标。如果最初的脑脊液检查细胞数升高,应每隔 3 个月复查 1 次脑脊液细胞计数,直到细胞计数正常。也可复查治疗后脑脊液中蛋白定量和 VDRL 试验的变化;但是这两项指标的变化都较缓慢,即使持续异常,其意义也不大。如果在治疗后 6 个月脑脊液细胞计数不下降,或者在 2 年后脑脊液仍未完全恢复正常,应考虑复治。

有些有症状的神经梅毒虽经充分治疗,其临床症状也不能好转或完全消失,需要精神、神经科医生的共同参与,如有神经损伤的病人可能需要修复和营养神经的药物,而由精神症状的病人,需要在精神科医生的指导下服用相关药物。

血清固定现象应怎样处理

少数病人在正规抗梅毒治疗后,非梅毒螺旋体抗体滴度下降至一定程度即不再下降,且长期维持(甚至终身),即为血清固定现象。血清固定的机制尚不清楚,对于血清固定者应进行全面体检,包括人类免疫缺陷病毒检测、心血管系统、神经系统和脑脊液检查,以早期发现无症状神经梅毒、心血管梅毒,在排除了上述系统感染的可能性后,可定期观察,包括全身体检及血清随访。

梅毒性伴应怎样处理

梅毒病人的所有性伴都应通知,进行相应的检查和治疗。

对于一期梅毒病人,应该通知其近 3 个月内的性伴;二期梅毒,通知其近 6 个月的性伴;早期潜伏梅毒,通知其近 2 年的性伴;晚期潜伏梅毒,通知其配偶或过去数年的所有性伴;先天梅毒,对其生母及后者的性伴进行检查。

如果性伴的梅毒血清学检查阳性,应该立即开始抗梅毒治疗。如果为阴性,推荐在 6 周后和 3 个月后再次复查。如果不能保证其后的随访检查,建议进行预防性抗梅毒治疗。同样,如果性伴无法立即做血清学检查,也应进行预防性抗梅毒治疗。

早期梅毒的传染性强,因此在 3 个月之内有过性接触者,无论血清学检查结果如何,都建议考虑进行预防性抗梅毒治疗。

妊娠期梅毒应怎样随访

在妊娠早期,治疗是为了使胎儿不受感染;在妊娠晚期,治疗是为了使受感染的胎儿在分娩前治愈,同时也治疗孕妇。对曾分娩过早期先天梅毒儿的母亲,若未经治疗,虽无临床体征,血清反应也阴性,仍需进行适当的治疗。治疗原则与非妊娠病人相同,但禁用四环素、多西环素,治疗后每月做一次定量非梅毒螺旋体血清学试验,观察有无复发及再感染。孕妇梅毒在其妊娠末3个月再次应用1个疗程的驱梅毒治疗。

对青霉素和头孢类药物过敏者,在停止哺乳后,要用多西环素复治。早期梅毒治疗后分娩前应每月检查1次梅毒血清反应,如3个月内血清反应滴度不下降2个稀释度,或上升2个稀释度,应予复治。分娩后按一般梅毒病例进行随访。

梅毒孕妇所生婴儿应怎样随访

① 经过充分治疗的梅毒孕妇所生婴儿:a. 婴儿出生时,如非梅毒螺旋体血清反应、梅毒螺旋体血清反应阳性,应每3个月复查1次;6个月时,如呈阴性,且无先天梅毒的临床表现,一般可排除胎传梅毒。梅毒螺旋体血清反应一般在婴儿出生后15个月转阴,若18个月时仍然阳性,要高度怀疑胎传梅毒。b. 婴儿出生时,如血清反应阴性,应于出生后1个月、2个月、3个月及6个月复查,至6个月时仍

为阴性,且无先天梅毒的临床表现,可排除梅毒。c. 在随访期间出现滴度逐渐上升,或出现先天梅毒的临床表现,应立即予以治疗。

② 未经充分治疗或未用青霉素治疗的梅毒孕妇所生婴儿,或无条件对婴儿进行随访者,可对婴儿进行预防性梅毒治疗,对孕妇进行补充治疗。

合并人类免疫缺陷病毒感染的处理

梅毒病人合并人类免疫缺陷病毒感染的处理:a. 所有人类免疫缺陷病毒感染者应做梅毒血清学筛查;所有梅毒病人应做人类免疫缺陷病毒抗体筛查。b. 常规的梅毒血清学检查不能确定诊断时,可取活检,做免疫荧光染色或银染色找梅毒螺旋体。c. 所有梅毒病人,凡有感染人类免疫缺陷病毒危险者,应考虑做腰椎穿刺以排除神经梅毒。d. 梅毒病人合并人类免疫缺陷病毒感染是否要加大剂量或疗程治疗梅毒仍不明确,对一期、二期及潜伏梅毒建议检查脑脊液,以排除神经梅毒,若不能实现,建议用治疗神经梅毒的方案来进行治疗。e. 对病人进行密切监测及定期随访。

避免高危性行为请使用安全套

提倡不要有婚外性行为,如果不能确定性伴侣的性生活背景,在性生活全过程中使用安全套。安全套的使用应按照使用说明正确使用,并确认安全套为不过期、无破损和绝对一次性的。如果有过不安全性行为,要在此后的 2~3 个月检查血液。

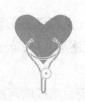

淋 病

患了淋病会出现哪些症状

得了淋病后,按感染部位不同可以出现不同的症状,男性最常见、最主要的表现为尿频、尿急、尿痛,感染肛门直肠则有大便时里急后重的感觉;女性最常见、最主要的表现为阴道分泌物增多,如感染尿道也可有尿频、尿急、尿痛,感染肛门直肠则也有大便时里急后重的感觉。淋病有单纯性淋病(无并发症淋病)和伴有并发症的淋病之分,其临床症状各不相同。

男性无并发症淋病有哪些临床表现

男性淋病的临床表现主要为尿道炎,按解剖部位分为前尿道炎和后尿道炎。

① 急性前尿道炎:早期症状为尿道内有瘙痒及烧灼感,尿道外口有少量脓性分泌物,明显红肿,引起排尿不适。尿液中含有絮状或丝状物,称为淋丝,有淋球菌、脓细胞、上皮细胞和黏液组成。约经24小时后,症状加剧,尿道外口更红肿,分泌物由稀薄转变为绿黄色黏稠的脓液,出现尿频、尿痛、排尿困难。有包茎或包皮过长的病人,可并发阴茎头包皮炎,或嵌顿包皮,包皮上翻后因发生水肿而不能复位。急性前尿道炎以第一周症状最严重,如不及时治疗可拖延2~3

周,然后症状日渐减轻,排脓量稀少成浆状,最后完全消失。约60%以上病人病变继续上行发展,成为后尿道炎。

② 急性后尿道炎:特征是排尿刺激症状加重而有尿频、尿意窘迫、急性尿潴留。排尿一昼夜可达 20~50 次,尿痛特点为排尿终末时疼痛或疼痛加剧,呈针刺样,还有会阴部坠痛,偶有终末血尿(排尿后有 2~3 滴血液),夜间常有疼痛性勃起。

男性有并发症淋病
有哪些临床表现

男性淋病并发症常见有前列腺炎、精囊炎、附睾炎等。大多由于急性前尿道炎蔓延到后尿道,淋球菌自后尿道进入前列腺、精囊、附睾等引起,与急性前尿道炎未经彻底治疗有关。

① 前列腺炎:是因淋球菌进入前列腺的排泄管、腺体引起急性发热、寒战,会阴疼痛及伴有排尿困难等尿路感染症状。检查时前列腺肿胀、压痛,淋球菌可引起慢性前列腺炎,其症状轻微,有会阴部不适、阴茎痛、早晨尿道口有“糊口”现象,尿中见到淋丝,前列腺按摩液有脓球及卵磷脂减少,涂片或培养找到淋球菌。肛肠指检可在前列腺上触到小结节,并有不适或痛感,在排泄管附近可排脓或瘢痕性收缩影响射精,造成不育。

② 精囊炎:该病大多由前列腺炎或附睾炎并发,急性精囊炎有发热、尿频、尿痛,终末期尿液混浊并带血,有时伴有精液潴留,病人腹痛,直肠指诊可能发现精囊肿大,有波动和压痛,需经会阴穿刺抽吸减压。慢性精囊炎无明显自觉症状,可有血精。

③ 附睾炎:淋病在急性尿道炎发生后,有 20% 的病人

可继发附睾炎，大多为单侧阴囊突然红肿、疼痛、发热。触诊可发现附睾肿大，精索粗硬，并有剧痛。病人可有高热、乏力和呕吐等全身症状。如不予治疗，经过 10 天左右，炎症逐渐消退，最后在附睾尾部遗留一硬结。少数病人一侧的附睾感染后还可感染另一侧，致两侧附睾先后发生炎症。

④ 膀胱炎：由尿道上行感染而发生，大多局限于膀胱三角区，因后尿道及膀胱三角区的移行上皮受解剖上的限制，不能伸缩自如，故易受淋球菌侵犯。其症状主要为尿频、尿急、尿痛和脓性血尿等。

⑤ 尿道球腺炎：在会阴或其左右，出现指头大结节，疼痛，急性可化脓破溃，压迫尿道而排尿困难，可有发热等全身症状，缓慢进展。

⑥ 尿道狭窄：在没有抗生素治疗淋病的年代，淋球菌感染可发展成为慢性淋菌性尿道炎，5~10 年后可发生尿道狭窄，狭窄可发生于任何部位，但以尿道海绵体后方及球部多见，排尿困难，尿线变细，严重时尿潴留。继发输精管狭窄、精液囊肿与不育。

女性无并发症淋病有哪些临床表现

女性单纯性淋病主要发生在宫颈及尿道，其次是前庭大腺，除前庭大腺炎外，症状大多不严重，病人容易忽略而未能及时就医。

① 淋菌性宫颈炎：宫颈管是淋球菌最常隐藏和引起感染的地方。病人主诉为阴道口有脓性分泌物，并常刺激外生殖器的黏膜和周围皮肤，偶尔有下腹痛和腰痛，其他症状不明显，容易被病人忽略。不少病人是由于伴有泌尿系统

的症状,如尿频、尿急等才来就诊而被发现。用窥阴器检查,可见宫颈充血,并有黏液脓性或脓性分泌物自宫颈外口流出,黏液分泌物也不少见,宫颈外口周围充血,甚至糜烂。若不治疗或治疗不彻底,可转为慢性子宫颈炎,子宫颈外口仅有轻度糜烂,分泌物不多,但分泌物中有淋球菌,具有传染性,而此时病人却毫无自觉症状。

② 淋菌性尿道炎、尿道旁腺炎:一般在性交后2~5天即出现明显症状,为妇女淋病最常见的就诊原因。病人排尿时有疼痛及灼热感,但大多能耐受。由于女性尿路较短,容易蔓延到膀胱括约肌部位的尿道延伸部,因此常有尿频、尿急、尿痛、尿烧灼感。尿道旁腺有红肿疼痛,检查尿道口有充血,挤压尿道旁腺有脓性分泌物。

③ 淋菌性前庭大腺炎:前庭大腺开口于阴道口两旁,极易受染而发炎,表现为前庭大腺红肿热痛,腺体开口处发红,可排出少量脓液。严重时可形成脓肿或囊肿。

女性有并发症淋病有哪些临床表现

淋菌性宫颈炎未及时治疗或治疗不彻底,淋球菌感染蔓延到子宫内口以上,形成上行感染。上行感染可引起子宫内膜炎、输卵管炎、输卵管卵巢脓肿、盆腔脓肿、腹膜炎等并发症。

① 淋菌性子宫内膜炎:症状轻微时,往往不被病人所知。症状严重者可有子宫增大,稍硬,有压痛,经期紊乱,月经量增多等。

② 输卵管炎:淋菌性输卵管炎是上行感染最多见的病变,有急性和慢性之分。a.急性输卵管炎:起病甚急,发热

可达38~40℃,脉速,呈急性病容,有时伴寒战或呕吐。两侧下腹部持续性疼痛,以一侧为甚,阴道分泌物增多。体检发现下腹部两侧痉挛,有压痛。阴道排出物中可找到淋球菌,宫颈口有脓性分泌物。b. 慢性输卵管炎:是女性淋病中最常见的病症。可发生输卵管脓肿、输卵管积水、输卵管卵巢炎、输卵管卵巢脓肿、输卵管卵巢囊肿等。体检时下腹部有压痛,双侧附件增厚、压痛,盆腔可触到肿物,有波动感、触痛,欠活动。淋菌性输卵管炎常见的后遗症是输卵管粘连、阻塞,造成不孕。淋病感染次数越多,不孕发生率也越高。另外,宫外孕也随淋病而增加,宫外孕中有盆腔炎病史或现症者占50%~80%。

③ 腹膜炎:患有急性淋菌性输卵管炎时,输卵管中渗出物大量增加,由输卵管伞端流入腹腔内,可引起局部盆腔腹膜炎。若输卵管脓肿或卵巢脓肿破裂,可引起弥散性腹膜炎,甚至发生中毒性休克等症状,病人腹部剧痛,伴恶心、呕吐、脉速、高热等。检查下腹部有痉挛性压痛,阴道两侧穹隆等处也有压痛,后穹隆饱满。

播散性淋球菌感染有哪些临床表现

播散性淋球菌感染临床罕见,潜伏期通常为7~30天,但变动很大。常见型为关节炎－皮炎综合征。半数女性播散性淋球菌感染病人菌血症出现于月经后7天内。大多数男性和女性都没有泌尿生殖道、肛门直肠或咽部淋球菌感染的症状。播散性淋球菌感染分为:

① 淋菌性菌血症:病人发热,体温38~39℃,全身不适,也有不发热者。3%~20%发生皮肤红斑、丘疹、淤斑、

脓疱性、出血性或坏死性皮肤损害,皮损可有疼痛,好发于四肢,以手足尤其是上肢的关节处多见,3~4 天后消退,遗留棕色色素沉着和浅瘢痕。

② 淋菌性关节炎:90%以上的病例累及关节,男女均可发生,是全身并发症之一。膝关节最易发病,其次是肘、腕、踝与肩等关节,一个或数个关节出现红肿、积液、化脓,可导致骨质破坏,引起纤维化,造成关节固定等不良后果。

③ 淋菌性角化症:可能为淋球菌或其毒素所致。常与淋菌性关节炎并发,皮损好发于手足、踝部和腰部,为扁平角化性稍隆起的斑片或斑块,呈圆锥形。掌跖的皮损呈角质增生,大片角化,如蛎壳状。角化性痂皮也见于阴茎,无任何主觉症状。

④ 淋菌性心内膜炎:占总播散性淋球菌感染病人的1%~3%,由于有效抗生素的使用,目前已少见。常累及二尖瓣、三尖瓣,许多病人因心房瓣膜功能不全,如治疗不及时,病死率极高,可6周内死于心力衰竭。临床上可表现为高热、气促等。

⑤ 淋菌性心肌心包炎:依据心电图诊断,有心脏传导阻滞或其他异常,临床常可有心跳异常感或没有症状。

⑥ 淋菌性肝炎:病人有类似于其他菌血症时发生的轻型肝炎,肝炎可因血清胆红素和氨基转移酶的轻度增高而检出。临床常可表现为肝区疼痛、压痛、黄疸、发热等。

⑦ 淋菌性脑膜炎:罕见,可伴有关节炎和典型皮疹。临床常可表现为头痛、恶心呕吐、颈项强直、高热等症状。

患了淋菌性咽炎有哪些症状

淋菌性咽炎见于 3%~7%男异性恋者,10%~20%女异性恋者,10%~25%有肛门性行为的男性,90%以上咽部感染病人无症状表现。主要见于口交者,可有咽干不适、咽痛、急性扁桃体肿大、发热、颈淋巴结肿大。感染症状一般10~12周自行消失,可作为感染源,有引起播散性淋病危险性。

患了淋菌性肛门直肠炎有哪些症状和表现

淋菌性肛门直肠炎主要见于有肛门性行为的男性,占40%。妇女大多由阴道自身感染所致(但目前女性有肛交史的比例也逐渐增高),占35%~50%。直肠淋菌感染症状可仅仅有肛门瘙痒,无痛性黏液样脓性分泌物,或少量出血,也可表现有里急后重,有脓性便,肛管黏膜充血,脓性分泌物,淋球菌培养阳性。

患了淋菌性眼炎有哪些症状和表现

新生儿淋菌性眼炎主要经产妇产道感染,在生后2~3天出现症状。成人大多为自我接种或接触被分泌物污染的物品所感染。初起表现为结膜炎,眼结膜充血、水肿,有脓性分泌物。眼睑剧烈肿胀发红,不能睁开,一旦延误治疗,则侵犯角膜,可能引起穿孔,导致失明。因此,患有淋病的产妇,在生产后应即将1%硝酸银液或10%蛋白银溶液滴入新生儿眼内以预防感染。

幼女患了淋菌性阴道炎会有哪些症状和表现

女孩淋病可由性虐待引起,也可通过接触被淋菌污染的物品而被传染,如使用淋病病人用过的便盆、澡盆、浴巾等。因为女孩的阴道黏膜不像成年女性由鳞状上皮组成,而是由柱状上皮组成,其黏液分泌物的化学成分也与成人不同,故容易被淋菌感染。阴道炎可与尿道炎、外阴炎同时存在或先后发生,表现为阴道黏膜红肿,阴道入口黏膜呈鲜红色并有浸润,阴道口有绿色脓性分泌物流出。若尿道被累,尿道口周围及阴蒂黏膜均红肿,尿道口有脓液排出,伴有尿痛及尿频。由于脓液的刺激,外阴部大小阴唇、腹股沟等处皮肤可出现潮红、肿胀、灼痛,并有糜烂及脓痂,脓液流向肛门,可并发淋菌性直肠黏膜炎,致肛周潮红,黏膜肿胀,甚至发生糜烂、溃疡。此阴道炎、尿道炎如不及时治疗或治疗不当,淋球菌可持续存在,这时症状明显减轻,仅见尿道口和阴道外口有轻度潮红,阴道与尿道口有少量黏液脓性排出物。

怎样进行体格检查

① 男性病人:检查内裤有无污渍、脓痂,尿道口有无红肿及分泌物。检查阴茎、阴囊、精索和附睾。腹股沟淋巴结有无肿大,肛门、直肠有无溢脓、渗液、充血及赘生物,阴茎触诊尿道有无压痛、溃疡或新生物。如尿道无分泌物排出,可从阴茎根部向前轻轻挤压龟头尿道,有时有分泌物溢出。取尿道分泌物,进行涂片检查与培养。

② 女性病人:检查外阴、前庭大腺、阴道、子宫颈,有排尿困难的年轻女性应做盆腔附件检查,并通过阴道前壁向耻骨联合方向压迫尿道,观察尿道有无渗出物排出,取分泌物进行淋菌培养。

怎样取材进行淋球菌涂片

取尿道脓液涂片，取材时先用生理盐水洗净尿道口，然后戴上手套，自阴茎根部向前捋出脓液，若挤不出，男性病人可做前列腺按摩，以使尿道流出分泌物，女性病人还可同时做宫颈的脓液涂片。用棉拭子取脓液轻轻涂在载玻片上，不能过分用力，以免把白细胞挤破，逸出细菌会影响结果的判断。男性淋病在急性期直接涂片的阳性率可达 95％～99％，对男性淋菌性尿道炎的诊断具有特异性。从女性子宫颈取材的特异性则较低，因为女性宫颈和阴道中杂菌很多。

怎样取材进行淋球菌培养

淋球菌培养是淋病的实验室诊断金标准，用于进一步确诊，适用于所有的病人，尤其适用于某些临床症状疑似淋病，而涂片检查为阴性，或症状不典型，但涂片中有些菌像淋球菌的病人，还可用于判断治疗效果。取材培养时，不要在病人排尿后立即取材，因为尿流可能将细菌冲失，最好在病人排尿后 1～2 小时取材。可以用棉拭子轻轻从尿道外口伸入尿道内 2～4 厘米处，徐徐转动，刮取标本，取出的分泌物应略带黏膜细胞。从女病人宫颈取材时，先用灭菌的温水湿润扩阴器扩阴（不用液体石蜡），用第一根棉拭子擦去宫颈口的大量脓液，再用第二根棉拭子插入宫颈 1 厘米以上处旋转数圈后，放置 10～30 秒，以使棉拭子充分吸附分泌物。从肛门取材时，应将棉拭子插入肛门 2.5 厘米以上，如碰到粪便，应另换一根棉拭子重取。检查淋菌性咽炎时，应从扁桃体窝处采样。

诊断淋病需做哪些检验检查

　　诊断淋病的金标准是淋球菌培养法。男性淋菌性尿道炎尿道分泌物涂片革兰染色阳性有诊断意义，而阴性革兰染色结果不能排除男性无症状淋球菌感染。诊断淋病可做以下检验检查：a. 显微镜检查：镜检见多形核白细胞内革兰阴性双球菌为阳性。适用于男性尿道感染病例的诊断，不推荐用于口咽、直肠部位感染和女性淋菌性宫颈炎的诊断。b. 淋球菌培养：是淋病的确诊试验，适用于男、女性及各种临床标本的淋球菌检查。c. 氧化酶试验：用特征性显色反应来鉴定淋球菌。d. 糖发酵试验：用培养基中的指示剂颜色发生改变，来鉴别同属的其他奈瑟菌。e. 核酸检测：聚合酶链反应（PCR）法等检测淋球菌核酸阳性。核酸检测应在通过相关机构认定的实验室开展。

　　① 显微镜检查法：淋病病人的泌尿生殖道分泌物经涂片革兰染色后，在显微镜下可见多形核白细胞内有革兰阴性双球菌。淋病奈瑟菌为革兰阴性菌，呈红色、肾形，在多形核白细胞的胞质中常成对排列，两菌接触面扁平或稍凹。油镜下观察到多形核白细胞内存在革兰阴性双球菌为阳性。显微镜检查方法对有症状男性病人的特异性及敏感性都非常高，可用于诊断，但对女性病人的特异性及敏感性较低，不推荐用于女性病人的诊断。不推荐用革兰染色直接显微镜检查诊断直肠和咽部淋球菌感染。

　　② 淋球菌培养法：淋病奈瑟菌可以在营养丰富的培养基以及适宜的环境下进行培养，生长成具有一定特征性的菌落。淋病奈瑟菌菌落典型形态为：圆形、细小、凸起、光滑湿润、半透明或灰白色菌落。菌落边缘呈花瓣状，直径为

0.5~1.0 毫米左右,有黏性。在单个可疑菌落制备的涂片革兰染色后,可见约 25% 的菌为典型的双球菌,其他为单球菌、四联形或八叠形。淋球菌培养对女性病人以及症状很轻或无症状的女性、男性病人都有很高的敏感性。因此,淋球菌培养是世界卫生组织推荐的筛查淋病病人的唯一方法。

③ 氧化酶试验:淋病奈瑟菌在生长过程中产生氧化酶,可使氧化酶试剂(盐酸四甲基对苯二胺或盐酸二甲基对苯二胺)发生颜色改变。在菌落上滴加盐酸四甲基对苯二胺显深紫蓝色;或滴加盐酸二甲基对苯二胺显深紫红色,并保持 30 秒以上。阳性为出现上述特征性显色反应;未出现上述特征性显色反应为阴性。淋病奈瑟菌氧化酶试验为阳性,若氧化酶试验阴性可以排除淋病奈瑟菌。

④ 糖发酵试验:淋病奈瑟菌能分解葡萄糖,但不分解蔗糖、乳糖、麦芽糖,当它分解葡萄糖时产酸,使培养基的 pH 值降低,培养基中的指示剂颜色会发生改变,以此来鉴别同属的其他奈瑟菌。淋病奈瑟菌仅发酵葡萄糖,产酸不产气,不发酵其他糖类。因此,葡萄糖管的颜色由红变黄,其他糖管颜色不变。阳性为出现上述特征性反应;未出现上述特征性反应为阴性。糖发酵试验阳性,结合其他试验结果,可以鉴定被测菌株为淋病奈瑟菌。

⑤ 核酸检测:通过合成探针,用聚合酶链反应方法检测样本中的淋球菌核酸。核酸检测应在通过相关机构认定的实验室开展。

何谓淋病

淋病是最常见的性传播疾病,是由淋球菌所致的泌尿生殖系统化脓性炎性疾病。主要通过性交传染。直接感染尿道、子宫颈内膜、直肠肛周、眼结膜和咽部。并可发生女性前庭大腺炎、子宫内膜炎,输卵管炎及男性附睾炎和前列腺炎等。淋球菌也可经血行播散,引起菌血症、关节炎、心内膜炎、脑膜炎、肝炎,甚至造成不育、失明等。

淋病有哪些病原体

淋病的病原体是淋球菌,又称为淋病双球菌,通常简称淋菌,1879年,Neisseria首先从病人尿道分泌物中发现该菌,故其正式命名为淋病奈瑟菌,属奈瑟菌属。奈瑟菌属是一群革兰阴性双球菌,包括淋病奈瑟菌、脑膜炎奈瑟菌、干燥奈瑟菌等。人类是奈瑟菌属的自然宿主。对人致病的只有脑膜炎球菌和淋球菌。除淋球菌寄生在尿道黏膜外,其他的均存在于鼻咽腔黏膜。

淋球菌有哪些形态

淋球菌呈肾形或圆形,大小为0.6微米×0.8微米,常成双排列,两菌接触面扁平或稍凹,像两瓣黄豆对在一起,其间距有时可为菌体宽度的1/3(即0.2微米左右)。不活动,无鞭毛,有荚膜,有菌毛,不形成芽孢。

淋球菌有怎样的抵抗力

淋球菌不耐干热或寒冷,生长适宜温度为37~38℃,离开人体后不易生长,干燥环境下1~2小时死亡,在55℃下5分钟即死亡。一般消毒剂或肥皂液容易将它杀灭。在体外,1%石炭酸经1~3分钟、1:4 000硝酸银溶液2分钟可将其杀死。在不完全干燥的条件下，附着于衣裤和被褥中则能生存 18~24 小时。

泌尿生殖道对淋球菌有哪些屏障

正常的尿液是无致病菌的，尿动力学冲洗作用使侵入的微生物很难在泌尿道定植，淋球菌容易在尿路上寄生，主要是由于其菌毛能黏附上皮细胞之故，淋球菌在酸性尿中（pH 小于 5.5）很快被杀死，因而膀胱和肾脏不易被感染，而前列腺液含有精胺与锌，会受到淋球菌的感染。另外，尿道和阴道菌丛中，如白念珠菌、表皮葡萄球菌，以及某些型别的乳酸杆菌，在试管内能抑制淋球菌，在体内则能提供一些自然抵抗力。

男女淋病感染率有何差异

淋病的性接触感染，从感染的女性传播至男性为 5%~22%，而从感染的男性传播至女性为 50%~90%；男性引起尿道炎需要有大量的淋球菌接种物，给志愿者接种物为 103 有菌毛的淋球菌落形成单位时，33% 发生尿道炎，接种物超过 103 有菌毛的淋球菌落形成单位时，82% 发生尿道炎，接种后立即排尿也不能防止感染，随着淋菌数量增加，发生尿道炎机会就增加。

男性尿道对淋球菌有何不同的抵抗力

男性尿道黏膜由 3 种不同性质的细胞组成，其对淋球菌的抵抗力不一：舟状窝黏膜由复层鳞状上皮细胞组成，细胞重叠排列，对细菌的抵抗力最强；前尿道黏膜由柱状细胞组成，为单层结构，最易被淋球菌侵犯；后尿道及膀胱黏膜由移行上皮组成，对细菌的抵抗力也较强，但逊于复层鳞状上皮细胞。

淋病有怎样的发病过程

当淋球菌借性交从一人的生殖器输送到另一人的尿道或阴道内后，淋菌表面的菌毛含有黏附因子，先黏附到柱状上皮细胞的表面进行繁殖，并沿生殖道上行。淋菌释放免疫球蛋白 A1（IgA1）分解酶，破坏人体黏膜的 IgA1 抗体，使之更易黏附，以后通过柱状上皮细胞的吞饮作用将淋菌吞入细胞内，在细胞内增殖，使上皮细胞崩解，并可排至细胞外的黏膜下层。淋菌分泌毒素，其外膜产生淋菌脂多糖，释放后在组织内与补体结合，产生一种化学毒素能诱导中性多核白细胞聚集、吞噬，引起局部急性炎症，最终出现充血、水肿、疼痛、化脓、粘连等症状。

淋病的潜伏期有多久

淋球菌侵入生殖道后，约需 36 小时方能深入黏膜下层，并开始生长，完成一个生活周期又需 36 小时，然后死亡排出毒素，引起组织对毒素发生反应，出现临床症状。因此，临床症状应在感染 72 小时之后。但性生活过度、酗酒、身体虚弱的病人，潜伏期可缩短，应用抗生素又可延长潜伏期，故潜伏期短者 2 天，长者可达 10 天，平均为 3~5 天。

有慢性淋病吗

慢性淋病的概念不确切,因为淋病只要经过正规治疗完全能够痊愈。不正规治疗或反复再感染,可诱导淋球菌耐药而不易被清除。因此,临床上凡淋菌性尿道炎症状持续 2 个月以上,或一再出现的,有人称慢性淋菌性尿道炎。慢性淋菌性尿道炎的症状不如急性期明显,少数病人可全无自觉症状,唯一的症状为尿中带有淋丝。大部分病人每天清晨发现尿道口有少量浆液封口,挤压有少量脓液滴出。尿液略带浑浊,有淋丝存在,淋丝内常含有淋菌,排尿时可有灼热感。

孕妇感染淋球菌有何不同

女性孕期感染淋球菌和非孕期感染淋球菌无显著不同。但孕期盆腔感染、咽部感染较多见。并发症包括自然流产,早期胎盘剥离、早产,急性绒毛膜羊膜炎,胎膜早破、破水后分娩延迟。新生儿眼部溢脓,新生儿咽部感染和其他新生儿综合征。

患淋病有哪些人群

在美国,淋病发病率在男性中最高,而在妇女中带菌率最高。性活跃者、青少年、贫民、受教育较少者、未婚者中发病率最高,这些人对淋病起着一定的传播作用。

我国的淋病流行状况

解放前我国淋病流行十分严重。解放初期淋病占性病的第二位,到 20 世纪 60 年代中期,淋病已基本被消灭。80年代,随着改革开放,性病又重新传入我国,那时淋病在性病发病中居首位。近年来,我国淋病的发病率有所下降。在所有淋病病人中,大约有 20％男性和 60％女性为无症状淋病,这部分人是最危险的传染源。对该病的防治极为重要。

淋病有哪些传染方式

成人淋病的传染方式主要通过性生活直接传染。如果接触病人的分泌物、内裤、被褥、毛巾、浴盆、坐便器等,也可间接被传染。间接传染大多见于女性,特别是未成年的女孩。此外,孕妇淋病病人胎膜破裂、继发羊膜腔内感染,也可感染胎儿;新生儿可通过有淋菌的产道分娩被传染,引起淋菌性眼炎。轻症或无症状的淋病病人是重要的传染源。

导致女性淋球菌上行感染有哪些原因

淋球菌极易窝藏在宫颈管内膜中,但宫颈有黏液栓作为屏障,能阻止淋球菌及其他微生物的上行感染。导致上行感染的原因有:在月经期或经后,子宫内膜有缺损,宫颈的黏液栓脱落,淋球菌得以进入宫腔;性交时淋球菌附着于精子可带入输卵管;性兴奋时子宫收缩,也可使其上行;宫内有放置节育器,尤其是带尾丝的容易将淋球菌带到子宫腔。据国外文献报道,安有宫内节育器者患淋菌性急性输卵管炎的较未安者高数倍。宫颈有急性淋病时,局部处理不当,过度冲洗阴道也可使感染上行。

淋菌性皮炎和原发性皮肤淋病是一回事吗

淋菌性皮炎通常表现为外生殖器、会阴部、下肢近端或手指的局部溃疡。初为红斑、丘疹,可发展成水疱、脓疱或糜烂,周围有红晕,皮损可查到淋球菌。原发性皮肤淋病,是指偶尔在生殖器或生殖器外的皮肤发生原发性感染,而不累及黏膜,不出现尿道炎,生殖器皮肤可发生类似蜂窝织炎或化脓性肉芽肿损害,可有脓疱、溃疡或疖样损害,革兰染色可见阴性双球菌,培养可以确诊。原发感染很难与其他感染部位的继发感染区别。

淋菌性尿道炎需与哪些尿道炎相鉴别

淋菌性尿道炎应与非淋菌性尿道炎、念珠菌性尿道炎、滴虫性尿道炎等相鉴别,具体鉴别要点如下表:

淋菌性尿道炎与非淋菌性尿道炎、念珠菌性尿道炎、滴虫性尿道炎鉴别表

项　目	淋菌性尿道炎	非淋菌性尿道炎	念珠菌性尿道炎	滴虫性尿道炎
潜伏期	平均3~5日	1~3周	不定	不定
尿道刺激症状	多见	轻或无	无	无
全身症状	偶见	无	无	无

项　目	淋菌性 尿道炎	非淋菌性 尿道炎	念珠菌性 尿道炎	滴虫性 尿道炎
尿道分泌物	量多呈脓性	量少或无, 多为浆液性 稀薄黏液	量大黏稠 呈黄或 乳酪样	量大脓性, 黄色稀薄 泡沫状
白细胞内革兰 阴性双球菌	＋	－	－	－
病原体培养	淋球菌	沙眼衣 原体或解 脲支原体	白念珠菌	阴道毛滴虫

治疗淋病有哪些原则

治疗淋病应遵循以下原则:a. 早期诊断,早期治疗。b. 及时、足量、规则用药。c. 针对不同的病情采用不同的治疗方法。d. 对性伴追踪,同时治疗。e. 治疗后随访复查。f. 同时注意有无衣原体、支原体及其他性传播疾病感染。

治疗淋病有哪些方案

淋病的具体治疗方案见下表:

淋病治疗方案

淋病分类	治　疗　方　法
1. 淋菌性尿道炎 （宫颈炎）	1. 头孢曲松(头孢三嗪)250 毫克,一次肌注;或大观霉素 2.0 克(女 4.0 克),一次肌注 2. 或头孢噻肟 1.0 克,一次肌注;或头孢克肟600 毫克,一次口服 3. 上述药物治疗后,防止衣原体感染,继续用多西环素(强力霉素)100 毫克,每日 2 次,连服7 日;或阿奇霉素 1 克,一次口服;或司帕沙星(司巴沙星)0.2 克,每日 1 次,连续 7 日

淋病分类	治 疗 方 法
2. 有综合征淋病（输卵管炎/附睾炎）	1. 头孢曲松（头孢三嗪）250 毫克,肌注,每日 1 次,连续 10 日;或大观霉素 2.0 克,肌注,每日 1 次,连续 10 日 2. 如合并衣原体感染,如上述治疗后,用多西环素（强力霉素）100 毫克,每日 2 次,连服 15~21 日;孕妇用红霉素 500 毫克,每日 4 次,连服 15~21 日。阿奇霉素、司帕沙星也可选用
3. 孕妇淋病	1. 头孢曲松（头孢三嗪）250 毫克,一次肌注;或头孢噻肟 1.0 克,一次肌注;或大观霉素（壮观霉素）4.0 克,一次肌注 2. 用上述药物后,为预防同时存在的衣原体感染,可用红霉素 500 毫克,每日 4 次,连服 7 日;孕妇禁用多西环素（强力霉素）和四环素
4. 淋菌性眼炎 （1）成人	1. 头孢曲松（头孢三嗪）1.0 克,肌注,每日 1 次,连续 5 日;或头孢噻肟 1.0 克,肌注,每日 2 次,连续 5 日;或大观霉素 2.0 克,肌注,每日 2 次,连续 5 日 2. 生理盐水冲洗眼部,每小时一次,冲后用 0.5% 红霉素或 1% 硝酸银液点眼
（2）新生儿	1. 头孢曲松（头孢三嗪）25~50 毫克/千克（单剂量不超过 125 毫克）,静注或肌注,每日 1 次,连续 7 日（高胆红素血症婴儿,尤其未成熟儿慎用）;或头孢噻肟 25 毫克/千克,静注或肌注,每日 1 次,连续 7 日;或大观霉素 40 毫克/千克,肌注,每日 1 次,连续 7 日 2. 眼部处理同成人淋菌性眼炎,疗效不好者应考虑有衣原体感染
5. 淋菌性咽炎	头孢曲松（头孢三嗪）250 毫克,一次肌注
6. 淋菌性肛门直肠炎	头孢曲松（头孢三嗪）250 毫克,一次肌注

淋病分类	治 疗 方 法
7. 儿童淋病	体重45千克以上按成人方案；小于45千克者用下列方法：头孢曲松125毫克，一次肌注；或头孢噻肟25毫克/千克，肌注，每12小时一次，共2次；或大观霉素40毫克/千克，一次肌注
8. 播散性淋菌感染	1. 头孢曲松1.0克，每12小时静注一次，5日后改用250毫克，肌注，每日1次，连续7日；或头孢噻肟1.0克，每8小时静注一次，5日后改为1.0克，肌注，每日1次，连续7日 2. 淋菌性脑膜炎或心内膜炎：头孢曲松1~2克，静脉滴注，每12小时1次；前者疗程约2周，后者疗程至少4周

治疗期间淋病病人应注意些什么

病人应注意适当休息，避免进食刺激性食物和烈性饮料，如酒、浓茶、咖啡等；治疗期间，应暂时停止性生活；注意隔离污染物，如内裤、浴巾、衣物等应清洁消毒，分开使用浴具，禁止与婴幼儿同床、同浴；保持外阴清洁，可用苯扎溴铵（新洁尔灭）、0.1%依沙吖啶（雷佛奴尔）溶液清洁会阴和尿道口。

淋病的判愈标准是什么

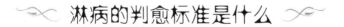

淋病治疗结束后应过1~2周复查。判愈的标准是：a. 临床症状消失。b. 尿液清晰，不含淋丝。c. 前列腺按摩液或宫颈分泌物涂片及培养检查淋球菌连续2次阴性，可判治愈。

淋病治疗会有怎样的预后

淋病病人,急性期及时正确治疗可完全治愈。无综合征淋病经推荐方案单次治疗,治愈率达95%或接近100%;治疗不彻底,可导致不育、宫外孕、盆腔炎、尿道狭窄或失明及播散性淋病。因此,应抓紧时机在急性期将淋病彻底治愈。

我国耐药淋球菌现状如何

① 80.5%的淋球菌菌株对青霉素耐药,其中产青霉素酶淋球菌(PPNG)占16.9%。

② 质粒介导的高度耐四环素淋球菌(TRNG)的比率为11.5%。

③ 喹诺酮类耐药菌株占78.2%。

④ 85.4%的菌株对头孢曲松敏感,14.6%为低敏。

⑤ 全部分离株对大观霉素敏感。

⑥ 监测结果表明,我国的淋球菌分离株对青霉素、四环素和环丙沙星的耐药比率较高。

⑦ 在疾病控制中心和世界卫生组织推荐的治疗淋病的第一线药物中,仅头孢曲松和大观霉素的体外敏感性较高。

持续监测淋球菌对抗生素的敏感性对制订淋病治疗方案和防治对策具有重要意义。

耐药淋球菌感染有怎样的发生机制

淋球菌耐药的机制主要为质粒介导和染色体突变所

致,质粒介导的耐药性主要产生 β–内酰胺酶;染色体突变介导的耐药性主要通过改变细胞外膜蛋白和肽聚糖交联键,从而引起抗生素的渗透障碍,或改变抗生素作用靶位或减少与青霉素结合蛋白的结合量等。前者主要产生对青霉素 G 或其他 β–内酰胺酶类抗生素的耐药性;后者主要对四环素类、氨基糖苷类、头孢菌素和大观霉素等的耐药性。

耐药淋球菌感染应怎样治疗

流行病学研究表明,一般耐药菌株大于 5% 时,消除这类感染已很困难,此时选用的药物疗效最好能达到 95%~100%,如药物疗效小于 95% 者则不宜采用。因此,对耐药菌株治疗应常规采用对各类淋球菌菌株感染均有效的抗生素。a. 第三代头孢菌素:目前对耐药淋球菌菌株感染,以头孢曲松(头孢三嗪)为第一线首选药物,其对青霉素、四环素耐药的淋球菌、染色体介导的耐药性淋球菌等均有效,也可治愈难以治疗的咽部及直肠淋球菌感染,对孕妇没有不良反应。头孢曲松 250 毫克一次肌注,对急性无综合征的尿道炎、宫颈炎有效。b. 大观霉素(壮观霉素):对头孢曲松过敏者,可采用大观霉素,对尿道、直肠淋球菌感染有效,但对咽部感染疗效不显著。大观霉素男性 2 克、女性 4 克,一次肌注对急性无综合征尿道炎、宫颈炎有效。c. 喹诺酮类药物:疗效较好,服用方便,与其他抗生素无交叉耐药,如氟嗪酸、环丙沙星,对急性无并发症尿道炎、宫颈炎有效。但在我国,对喹诺酮类耐药的淋球菌已有明显上升趋势,令人堪忧,目前已不推荐用于临床,应用已大大受限。故目前我国耐药淋球菌感染的治疗只限于使用头孢曲松和大观霉素。从 2010 年起,美国已不采用喹诺酮类药物治

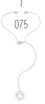

疗淋病。

对淋球菌耐药应怎样预防

① 合理使用抗菌药物：a. 建立淋球菌耐药监测网，依据淋球菌对抗菌药物敏感性选用抗菌药物。b. 严格掌握用药适应证，进行病原学检查和药敏试验。c. 掌握淋病的规范治疗方案、剂量与疗程，避免剂量过大或不足。d. 杜绝无指征滥用抗菌药物，耐药菌仍是少数，敏感菌仍是多数，只有当敏感菌因抗菌药物大量杀灭后，耐药菌才大量繁殖成为优势菌。因此，细菌耐药的发生和发展是抗菌药物广泛应用，特别是无指征滥用的后果。

② 预防交叉感染：性病专科医疗单位要严格执行消毒隔离制度，防止耐药淋球菌交叉感染，耐药淋球菌感染病人实行医疗处置隔离，防止医源性感染和医院内感染。

③ 努力研制开发新型抗菌药物。

怎样合理使用抗生素

淋病治疗期间避免饮酒与性生活，待确定淋病治愈后才可有性生活。有并发症的淋病病人治疗后，虽然淋球菌已清除，但有些后遗症在淋病治愈后很难在短时间内消除，比如慢性前列腺炎、慢性盆腔炎等，要在专科医生的指导下逐渐康复，要避免急于求成而过度使用抗生素，最终造成菌群失调而引起更严重的疾病。

怎样预防淋病

① 普及性病防治知识，提倡高尚的性道德，严禁卖淫嫖娼。

② 使用避孕套。提倡不要有婚外性行为，如果不能确定性伴侣的性生活背景，在性生活全过程中使用安全套，可使淋球菌感染发病率降低。安全套的使用应按照使用说明正确使用，并确认安全套为不过期、无破损和绝对一次性。

③ 隔膜和宫颈帽能减少宫颈内膜感染和传播。

④ 局部杀精子剂或杀菌剂，用壬苯醇醚－9浸透的纱布塞入宫颈内作为杀精子剂，对抵抗淋球菌与衣原体感染有一定帮助。

⑤ 预防性使用抗生素可减少感染，但可引起抗药淋球菌株的发生。

⑥ 性交后排尿、清洗或灌洗可能有预防作用，但无对照组证实，而阴道冲洗则可能有许多弊端。

⑦ 性伴需同时检查、治疗。

⑧ 病人注意个人卫生与隔离，不与家人、小孩，尤其是女孩（同床）同浴。

⑨ 新生儿用硝酸银溶液或其他抗生素液滴眼，防止发生淋菌性眼炎。

⑩ 如果有过不安全性行为，要在此后的2~3天内到正规医院检查。

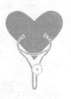

泌尿生殖道衣原体感染/ 非淋菌性尿道炎

男性患了非淋菌性尿道炎 会有哪些症状

男性非淋菌性尿道炎的症状比淋病轻,起病不如淋病急。尿道有刺痒感或灼热感,偶有刺痛感,尿道口有分泌物,但较淋病的分泌物稀薄,为清稀状、水样、黏液性或淡黄色黏液脓性,分泌物量也较淋病少。在长时间未排尿或晨起首次排尿前才溢出少量分泌物,有时仅表现为晨起分泌物封住尿道口,或裤裆污渍,有分泌物附着。检查时,需由阴茎根部向前按挤前尿道使分泌物由尿道口溢出。有时病人有症状,但无分泌物,也可无症状而有分泌物,有的病人可无任何症状或体征。因此,很易被漏诊。

女性患了非淋菌性尿道 (宫颈)炎会有哪些症状

女性非淋菌性尿道(宫颈)炎的特点是:症状不明显或无任何症状。当被感染引起尿道炎时,约有50%病人有尿频、尿道灼热感或排尿困难,尿道口可发现有少许浆液样或黏液脓性分泌物,但一般无尿痛或仅有轻微尿痛的症状。宫颈可有炎症或糜烂,宫颈口有黏液脓性分泌物。前庭大腺被侵犯,可有前庭大腺肿大,局部红肿,有可能形成脓肿,需要切开引流。合并有输卵管炎、子宫内膜炎、盆腔炎的病人,会出现下腹部疼痛等相应的症状。

新生儿感染衣原体会有哪些症状

新生儿通过被衣原体感染的产道,出生后3~13天可发生眼结膜炎,眼部有黏液脓性分泌物,也可无分泌物,但大多不侵犯角膜。也可在出生后2~3周发生衣原体性肺炎,以呼吸急促为特点。

患了非淋菌性尿道(宫颈)炎会有哪些并发症

非淋菌性尿道(宫颈)炎可有症状或无症状,亚临床感染可持续存在多年。无论有症状还是无症状,其后果同样严重:除尿道炎、眼结膜炎外,可引起其他生殖器官炎症,如附睾炎、前列腺炎、输精管炎、输卵管炎及盆腔炎等,最后导致不育症和异位妊娠,也可感染婴儿引起结膜炎和肺炎。有肛交和口交行为者,可患直肠炎与咽炎。

患了沙眼衣原体感染需做哪些实验室检查

诊断沙眼衣原体感染常用的实验室方法有以下几种:

① 涂片染色直接镜检:将临床标本涂片后,做姬姆萨染色、碘染色或巴氏染色,镜下观察。进行姬姆萨染色时,

油镜下衣原体包涵体的特点为：细胞内紫色或蓝色结构，而周围细胞质为灰色，细胞核粉红色。在暗视野显微镜下，包涵体呈明亮的柠檬黄色小体。

② 细胞培养法：沙眼衣原体是专性细胞内寄生的微生物，它自身不能产生能量，依赖于宿主细胞提供。细胞培养为衣原体的生长提供了必要条件。选用的细胞为衣原体感染的敏感细胞，使用化学物质或辐射处理细胞，并用离心的方法，使衣原体接种物易于进入细胞。在适宜的培养条件下，衣原体可在细胞中形成胞质内包涵体，染色后可在显微镜下观察。

③ 抗原检测试验，包括直接免疫荧光法和酶联免疫吸附试验：针对沙眼衣原体主要外膜蛋白或脂多糖的单克隆抗体与抗原结合，单克隆抗体标有荧光素，在荧光显微镜下，阳性者可见到亮苹果绿的原体和网状体。与细胞培养相比，该法诊断沙眼衣原体感染的敏感性为70%~95%，特异性为83%~99%。酶联免疫吸附试验是将沙眼衣原体致敏聚苯乙烯小珠或包被微量小孔，捕获标本中的沙眼衣原体，通过酶联显色反应用酶标仪判断结果。该法诊断沙眼衣原体感染的敏感性和特异性与直接免疫荧光法相当。

④ 脱氧核糖核酸（DNA）杂交及聚合酶链反应（PCR）法：这是一种体外扩增特异DNA片段的方法，该方法敏感性和特异性都非常高。但需在有资质的实验室进行。

⑤ 血清抗体检测：尽管沙眼衣原体感染时血清和泌尿生殖道分泌液中会出现抗体，但血清学试验对于诊断无并发症的泌尿生殖道感染价值不大。在沙眼衣原体性附睾炎、输卵管炎时，血清抗体明显升高，检测血清抗体水平有助于诊断。新生儿衣原体肺炎也可用血清学方法测定抗衣原体IgM抗体，具有诊断价值。当抗体滴度达一定水平，

女性大于或等于 1∶128,男性大于或等于 1∶64 时,提示有并发症(输卵管炎或附睾炎)。

尿道分泌物和尿液的检查对诊断非淋有何价值

① 男性常用排除淋病后的尿道分泌物涂片中白细胞计数法,高倍(400 倍)每视野白细胞 10 个以上,或油镜(1 000 倍)每视野白细胞 5 个以上可做诊断。白细胞不是在全部涂片中,而是集中在 60％~90％有症状病人,但也会有15％~50％查不到白细胞,所以这一诊断方法仍不完全可靠,刚排过尿也可减少涂片中白细胞的数目,但对那些有不洁性交史和有尿道分泌物者,有少量白细胞也要考虑诊断。

② 从尿道分泌物或尿液涂片中诊断淋病并发非淋菌性尿道炎是不行的,因为淋菌性尿道炎也存在许多白细胞。衣原体非淋菌性尿道炎与支原体非淋菌性尿道炎除分离出病原体外,涂片上并无区别。

不同实验室检查方法对诊断非淋有何意义

① 直接涂片检查:即在感染细胞的涂片上染色,直接检查沙眼衣原体包涵体,染色方法有姬姆萨、碘和免疫荧光法。这一检查方法对重症沙眼和新生儿的沙眼衣原体 D－K血清所致的结膜炎有应用价值,对生殖器衣原体感染不敏感,敏感性仅 50％左右,因为生殖器感染能取得的上皮细胞少,包涵体更少。

② 病原体培养:对沙眼衣原体的分离成功是最好的确

诊方法。常用的细胞为 Mccoy 细胞和 Hela229 细胞，这是检查衣原体感染最可靠的方法。在体外培养的方法有 3 种：鼠脑内、腹腔内和静脉内接种，鸡胚卵黄囊接种和细胞培养。

③ 血清学诊断：该法在临床应用上不够满意，特异性和敏感性不是很高。衣原体血清学检查应以微量免疫荧光法为主。在明确诊断方面，血清学虽不能代替衣原体分离，但在感染流行中排除某些人群仍是经济有效的方法。

④ 聚合酶链反应（PCR）：可检测衣原体、支原体。理论上敏感性及特异性均较高，原理上十分可靠，但由于对实验室条件要求很高，目前国内很多医院、诊所的条件不具备，反而是最不可靠的方法之一。

非淋菌性尿道炎诊断有哪些要点

① 1~3 周内有不洁性交史，或配偶有感染史。

② 尿道炎症状，这在男性较为突出，女性则为尿频，排尿困难，或有宫颈炎，外阴炎，白带多。

③ 尿道分泌物涂片检查，在显微镜高倍视野下多形核白细胞数大于 5 个，革兰染色镜检未见阴性双球菌，培养淋球菌阴性。

④ 培养或其他方法证实有衣原体或支原体存在。

何谓非淋菌性尿道炎

广义的非淋菌性尿道炎是指除了淋球菌以外，由其他病原体引起的尿道炎的统称（为非淋菌性尿道炎），它是当今国内、国外最常见的性传播疾病之一，可能与淋病有并发或交叉感染。狭义的非淋菌性尿道炎主要是指由衣原体感染和生殖支原体感染所致的尿道炎。

非淋菌性尿道炎好发于青、中年性旺盛期，25岁以下占60%。男性可合并附睾炎，附睾肿大，发硬且有触痛，有的还可合并睾丸炎、前列腺炎等。女性可并发子宫颈炎，宫颈糜烂，分泌物增多，阴道及外阴瘙痒，盆腔炎，输卵管炎，下腹部不适，月经异常，可导致异位妊娠、流产与不育症等。如不治疗，衣原体等病原生物可侵入子宫和输卵管，引起盆腔炎症，最后导致输卵管瘢痕性疼痛，而造成女性不孕症。病原体也可侵犯睾丸和附睾而造成男性不育。

非淋菌性尿道（宫颈）炎有哪些病原体

目前，通常被称为非淋菌性尿道（宫颈）炎的病原体是指衣原体（占40%~50%）、支原体（占20%~30%）、阴道毛滴虫、白念珠菌和单纯疱疹病毒等（占10%~20%）所引起的尿道炎（宫颈炎）。这类尿道炎和宫颈炎中，已知其病原体的，称为真菌性尿道（宫颈）炎或滴虫性尿道（宫颈）炎等，而不包括非淋菌性或非特异性尿道（宫颈）炎在内。

我国非淋菌性尿道（宫颈）炎的流行状况

由于诊断条件所限和命名上的问题，国内尚无系统的人群调查资料。支原体可存在于健康携带者，而在性乱者、同性恋、女性性工作者、淋病病人中检出率较高。

非淋菌性尿道(宫颈)炎在国外的流行状况

自20世纪60年代中期起,国外人群非淋菌性尿道(宫颈)炎发病率已经超过淋病。80年代,美国每年新发生的病例达300万~1 000万人,其中1.1万名妇女因该病导致不孕而需要治疗。值得注意的是,有30%~40%病人在感染后可无明显症状,甚至无症状而成为带菌者。该病由于直接诊断方法较少,在临床上较易漏诊。病原体携带者多见,这些都是造成流行的因素。在美国女大学生中的一份调查资料表明,衣原体感染率的升高,与开始性生活的年龄过早、性伴侣的数目较多和不避孕或不用阴茎套、宫颈帽等工具有关。

近年来各种报道显示,淋菌性尿道炎发病率下降,而非淋菌性尿道(宫颈)炎却不断上升,其中衣原体感染所致的病例显著增加,如美国报道,非淋菌性尿道(宫颈)炎约半数为衣原体感染所致,在淋病病人中有20%~40%的病人从病灶中分离出衣原体。男性非淋菌性尿道炎在世界范围内也呈急剧上升的趋势,以美国为例,每年有300万人患该病。在女性生殖器感染症中衣原体是主要的病原菌。

非淋菌性尿道(宫颈)炎有哪些传播途径

非淋菌性尿道(宫颈)炎病人和病原体携带者是该病的传染源。其传播途径有:a.直接性接触感染:与患有非淋菌性尿道(宫颈)炎的病人性交时,男性非淋菌性尿道炎

30％~70％可通过性交传染给女性,反之有25％~50％患有衣原体性宫颈炎的女性经性交可传给男性。b. 间接接触感染:使用患有非淋菌性尿道(宫颈)炎的病人用过的衣裤、床上用品、毛巾、浴盆等,这种机会极少。c. 产道感染:患有非淋菌性尿道(宫颈)炎的产妇通过产道感染新生儿。

成人主要通过性接触传播,新生儿则由母亲经生殖道分娩时感染。新生儿由母体垂直感染,发生衣原体性结膜炎,另有10％~20％发生衣原体肺炎。女性感染衣原体由宫颈炎上行而并发腹腔内诸器官感染。

非淋菌性尿道(宫颈)炎 与淋病之间有何关系

非淋菌性尿道(宫颈)炎常与淋病同时感染,先出现淋病症状,经抗淋病治疗后,衣原体、支原体依然存在。在感染1~3周后发病。临床上很易被误认为淋病未治愈或复发。处理不当或治疗不及时可引起并发症。如男性急性附睾炎、前列腺炎、结肠炎、咽炎,女性输卵管炎、盆腔炎、异位妊娠等。

非淋菌性尿道(宫颈)炎 与淋病应怎样鉴别

一般来说,淋病病人的尿道分泌物呈脓性、量多,常伴有明显的尿痛等尿道刺激症状。淋病的发病也更急一些,病人常在症状出现4天内就诊。比较而言,非淋菌性尿道炎的症状和体征相对较轻,发病较缓慢。确切的鉴别诊断有赖于实验室检查。最方便的是做尿道拭子的革兰染色镜检,寻找多形核白细胞内的革兰阴性双球菌。该法诊断男性淋病特敏感,如果革兰染色结果可疑,必须做淋球菌培养。

非淋菌性尿道(宫颈)炎
和淋病有何不同

非淋菌性尿道炎和淋病的主要区别是:

① 病原体不同:非淋菌性尿道炎的病原体是沙眼衣原体和支原体、白念珠菌、阴道毛滴虫等,而淋病的病原体是淋病双球菌。

② 临床症状不同:非淋菌性尿道炎的临床症状是分泌物呈乳白色,以慢性尿道炎的形式表现出来;而淋病的开始症状是自尿道口流出大量黄色脓性分泌物,以急性尿道炎的形式表现出来。

③ 治疗方法不同:非淋菌性尿道炎的治疗药物,以四环素类、红霉素药物为主;而淋病的治疗药物,以大观霉素和头孢类抗生素为主。

丈夫感染了非淋菌性尿道炎,
妻子需要去检查吗

当然应该去。因为女性大多不会出现症状,所以即使没有症状也不能放松警惕。如果女方感染了该病而不检查治疗,男方即使接受再多次的治疗也无济于事,因为女方还是会传染给他。

女性患了淋病或非淋菌性尿道
(宫颈)炎时为何症状不明显

这是由女性的生理特点所决定的。当女性感染病原体时,受感染的器官是宫颈,少数情况下才会感染尿道。宫颈被感染后,出现阴道炎和宫颈炎,自我感觉白带增多,变黄且有异味,这些症状也是妇科病的常见症状,大多不会引起注意。当病原体感染尿道时,引起尿道炎的症状,出现尿频、尿急、尿痛、尿道口有脓性分泌物等症状,这时才引起病人的注意。因此,女生一旦自觉症状异常或有过非婚性交史时,应当去医院做检查和检验。如发现有性病病原体感染,应立即治疗。

治疗非淋菌性尿道（宫颈）炎有哪些药物

治疗非淋菌性尿道炎的常用药物是:

① 多西环素（强力霉素）:每次 0.1 克,每日 2 次,共服 7~10 日。

② 四环素:每次 0.5 克,每日 4 次,至少服 7 日。一般 2~3 周。四环素类药物对妊娠妇女有致畸作用,故应禁用。

③ 阿奇霉素:首次 0.5 克,以后每次 0.25 克,每日 1 次,共服 5 日。或 1 克,一次顿服。

④ 米诺环素（美满霉素,二甲胺四环素）:每次 0.1 克,每日 2 次,共服 7~10 日。病人服用后,部分有头晕、心慌、胃脘不适、恶心、呕吐等不良反应。

⑤ 红霉素:口服每次 0.25 ~0.5 克,每日 3~4 次,7~10 日为 1 个疗程。

⑥ 氧氟沙星（氟嗪酸）:口服每次 200 ~300 毫克,每日 2 次,连服 7~14 日。

需要注意的是:广谱抗生素疗法是比较有效的,也是目前最广泛采用的治疗方法。但其易产生耐药性,对胃、肝、肾等器官有一定的不良反应,长期使用会引起双重感染。

非淋菌性尿道(宫颈)炎
治疗需遵循哪些原则

非淋菌性尿道炎是完全可以治愈的,应该针对病原体进行正规的治疗。如实验条件不允许,在无法明确病原体的情况下,可以考虑用广谱抗生素治疗。应遵循及时、足量、规则用药的原则,根据不同病情选用相应的抗生素。孕妇与儿童不宜用四环素、多西环素(强力霉素)、喹诺酮类等药物,可选用红霉素类药物。如属淋病和非淋菌性尿道炎双重感染者,则先采用头孢曲松钠、大观霉素等治疗。

非淋菌性尿道(宫颈)炎
怎样才算治愈

治疗结束 2 周应随访复查。治愈标准:

① 临床症状消失 1 周以上,尿道无分泌物,或分泌物中白细胞小于或等于 4 个/100 倍显微镜。

② 尿液澄清,沉渣镜检阴性。

③ 荧光免疫法尿道(宫颈)标本衣原体、支原体检查阴性(有条件时)。

由于非淋菌性尿道炎本来症状就轻,治疗后症状就更不明显了,但不能认为该病已经治愈。也有的病人经治疗后,医生告诉他已经治愈,但病人仍有一些不适症状。这两种情况都令人迷惑,怎样才能算治愈呢? 笔者认为,判定治愈的标准既不能完全根据症状,也不能不考虑病人的自觉症状。没有症状,如检验检查证明仍有衣原体,也说明病情未得到控制。而病人有不适的症状,经至少 3 次检验检查证明均为阴性,可以说已经治愈。

医生对泌尿生殖道衣原体感染/非淋菌性尿道炎病人会进行哪些康复指导

非淋菌性尿道(宫颈)炎重在调养,治疗时期间应避免性生活、焦急和过度疲劳。要注意充足睡眠,忌烟酒和辛辣食物。该病治疗所需时间相对较长,要有耐心。如果治疗效果不佳,则需查明原因。如果是因为耐药而造成的,需更换另外一种药物。此外,要通知性伴侣进行及时的检查治疗,以免交叉感染。

怎样预防非淋菌性尿道(宫颈)炎的发生

预防非淋菌性尿道(宫颈)炎发生的关键是杜绝不洁性交。淋病加大了该病发病的机会,故患淋病后要积极治疗,争取彻底治愈。淋病治愈后要检查是否患有非淋菌性尿道(宫颈)炎。配偶一方患病后,另一方要及时做检验检查,发现患病后要积极治疗。

患了非淋菌性尿道(宫颈)炎后,生活上应注意些什么

患了非淋菌性尿道(宫颈)炎后生活上应注意:
① 排除焦虑心理,积极配合医生治疗。

② 疗前和疗后至少 2 周禁性交,这样有助于疾病的彻底痊愈。

③ 疗期多饮水,以降低尿的浓度,减轻对尿道的刺激。

④ 不饮酒。饮酒会加重尿道的充血,使炎症更加急剧。

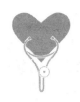

艾滋病

患了艾滋病会出现哪些症状

许多受艾滋病病毒（HIV）感染的人在潜伏期没有任何自觉症状，但也有一部分人在感染早期（病毒复制开始阶段，感染后2~4周，介于5天至3个月），可以出现发热、盗汗、头晕、无力、咽痛、不适、肌痛、头痛、关节痛、躯干斑丘疹、腹泻、淋巴结肿大等类似"感冒"的症状，有些人还可发生腹泻。这种症状通常持续1~2周后就会消失，此后病人便转入无症状的潜伏期。潜伏期平均长达8年，依个人自我对健康重视程度不同，遗传基因不同而有差异，儿童潜伏期短，平均约1年，有些成人的潜伏期长达10年以上，最终进入艾滋病期。艾滋病几乎可以侵犯全身各大系统，其症状非常复杂，症状包括：

① 一般症状：持续发热、虚弱、盗汗、全身浅表淋巴结肿大，体重下降在3个月之内可达10％以上，最多可降低40％，病人消瘦特别明显。

② 呼吸道症状：长期咳嗽、胸痛、呼吸困难，严重时痰中带血。

③ 消化道症状：食欲下降、厌食、恶心、呕吐、腹泻，严重时可便血。通常用于治疗消化道感染的药物对这种腹泻无效。

④ 神经系统症状：头晕、头痛、反应迟钝、智力减退、精神异常、抽搐、偏瘫、痴呆等。如脑内有寄生虫等，可出现占

位性病变而出现相应症状。

⑤ 皮肤和黏膜损害：弥散性丘疹、带状疱疹、传染性软疣、严重的脂溢性皮炎、痤疮、口腔和咽部黏膜炎症及溃烂。

⑥ 肿瘤：可出现多种恶性肿瘤，位于体表的卡波西肉瘤可见红色或紫红色的斑疹、丘疹和浸润性肿块。

感染了艾滋病病毒，出现哪些症状应引起重视

临床经验显示，在艾滋病发病前 1~4 年内，大多数艾滋病病人都会单独出现口腔症状，那是艾滋病的早期信号——口腔病变。与人类免疫缺陷病毒（HIV）感染密切相关的口腔病变有以下几种：

① 白念珠菌病：发生于上腭及舌背，在红色区域上有时可见白斑点或斑块。或者发生于口腔的任何部位，表现为白色或黄色斑点或斑块，斑块可以擦去，留下红色区域并伴有出血。

② 毛状白斑：是位于舌两侧边缘的白色或灰色病变。病变也可延伸到舌腹部及舌背部，病变不能除去。它几乎仅见于人类免疫缺陷病毒感染者和艾滋病病人。

③ 牙周病：表现为牙根发炎，牙根溃疡，牙根坏死以及牙齿松动，并可出现牙根出血、疼痛和恶臭等症状。

④ 卡波西肉瘤：单个或多个红色、淡蓝色或紫色的结节或肿块，有或无溃疡，可在全身体表任何一个部位发病。卡波西肉瘤在正常人群中罕见。

怀疑感染了艾滋病病毒要做哪些检查

检测人类免疫缺陷病毒包括机体检测和病毒检测。对病毒抗体的检测是最常用的方法,这类检测特异性、敏感性较高,方法相对简便、并且人类免疫缺陷病毒抗体在病毒感染后除早期短暂的"窗口期"外,整个生命期间都能检测到。抗体通常在病毒感染后4~12周能被测到。抗体检测分为初筛和确认试验,初筛试验阳性的必须经确认试验证实。病毒检测,包括细胞培养分离病毒、P24抗原检测和病毒核酸检测。

① 金标法:是一种快速、简单、灵敏的检验方法,用免疫层析法原理检测艾滋病病毒的抗体。该方法适用于初筛检测,凡由该试剂测定为阳性者,需用蛋白印迹法等确定。

② 酶联免疫吸附试验(ELISA):酶联免疫吸附试验法的特异性和敏感性都很高,是一种相对简便的一种筛选方法,缺点是在人类免疫缺陷病毒"窗口期"等特殊情况下可能会漏检。

③ 免疫荧光实验(IFA):用感染细胞涂记作抗原检测抗体,免疫荧光试验法经济、简便、快速,但需要荧光显微镜,并需要受过良好训练的技术人员。

④ 免疫印迹实验(westernblot,WB):是用聚丙烯酰胺凝胶电泳将人类免疫缺陷病毒蛋白分离,再经电泳将不同蛋白条带转移到硝酸纤维膜上,加入病人血清孵育,并用抗人球蛋白酶标染色检测不同结构蛋白抗体,用以确认人类免疫缺陷病毒抗体,WB的敏感性和特异性均很高,免疫印迹法的检测结果常常被作为鉴别其他检验方法优劣的

⑤ 抗原检测：P24 抗原检测：用酶联免疫吸附试验检测 P24 抗原，在人类免疫缺陷病毒感染早期由于 P24 量少，该方法阳性率较低，可用 P24 抗原浓缩法提高实验敏感性。

⑥ 核酸检测：用聚合酶链反应（PCR）法检测人类免疫缺陷病毒基因，该法目前被广泛用于人类免疫缺陷病毒感染早期诊断，具有相当高的敏感性和特异性，但需在有资质的实验室进行。

⑦ 病毒培养：将病人淋巴细胞与正常人淋巴细胞共培养，一定周期后检测 P24 抗原，该法敏感性低，特异性性高，对 WB 不能确定的感染者及母婴传播具有重要意义。

艾滋病诊断有哪些标准

① 艾滋病病毒抗体阳性，又具有下述任何一项者，可确诊为艾滋病病人。a. 近期内（3～6 个月）体重减轻 10% 以上，且持续发热达 38℃ 1 个月以上。b. 近期内（3～6 个月）体重减轻 10% 以上，且持续腹泻（每日达 3～5 次）1 个月以上。c. 卡氏肺囊虫肺炎。d. 卡波西肉瘤。e. 明显的条件致病菌感染。

② 若抗体阳性者体重减轻、发热、腹泻症状接近上述第 1 项时，下列可为确诊艾滋病病人。a. CD4/CD8（辅助/抑制）淋巴细胞计数比值小于 1，CD4 细胞计数下降。b. 全身淋巴结肿大。c. 明显的中枢神经系统占位性病变的症状和体征，出现痴呆，辨别能力丧失，或运动神经功能障碍。

何谓艾滋病

艾滋病又名获得性免疫缺陷综合征（Acquired immuno-deficiency syndrome），是一种破坏机体免疫系统，引起各种感染和肿瘤，主要通过血液、性生活和母婴传播的疾病，艾滋病是"获得性免疫缺陷综合征"的英文字母首拼 AIDS 的缩写。

造成患艾滋病的原因

造成艾滋病的原因是因为人体感染了一种病毒，这种病毒称为人类免疫缺陷病毒（HIV）。该病毒专门破坏人体内一种非常重要的免疫细胞—辅助性 T 淋巴细胞（TH 或 T4）和单核/巨噬细胞，使机体的细胞免疫功能降低，丧失对外界感染的抵抗力，从而易患各种难治性感染性疾病、机会感染和肿瘤。

艾滋病病毒是怎样的

人类免疫缺陷病毒属于慢病毒属，呈圆形或椭圆形，在电子显微镜下其结构像鞋钉，直径 90~140 纳米。为单股逆转录病毒（RNA 病毒），外有类脂包膜，为中央位，圆柱状，含 Mg^{2+} 依赖性逆转录酶。病毒结构蛋白包括核心蛋白 p24 和 p15，其中 p24 是核壳蛋白的主要组分，被称为核心抗原；外膜蛋白 gp120 和运转蛋白 gp41、逆转录酶蛋白 p55 等，其中 gp120 是溶脂性糖蛋白，被认为是病毒入侵细胞的关键。

艾滋病在我国有哪些流行趋势

近年来,我国人类免疫缺陷病毒感染/艾滋病上升的趋势有所缓解,但在男男性行为人群中却有增高态势,艾滋病在性乱人群中较为常见,性传播是我国艾滋病的主要传播方式,已成为我国传染病中主要的致死疾病。

感染了艾滋病病毒
会怎样发病的

人类免疫缺陷病毒的靶细胞是 CD4$^+$细胞,人体内的 CD4$^+$细胞分为两大类,一类为 CD4$^+$T 淋巴细胞,另一类为单核/巨噬细胞。细胞表面的 CD4 分子是人类免疫缺陷病毒的受体,病毒表面的 gp120 溶脂性糖蛋白是其天然配体。当病毒表面的 gp120 与细胞表面的 CD4 分子结合后,gp41 暴露出来,进入细胞膜,病毒与细胞发生融合,病毒核心进入细胞,完成初始感染。但是单有 CD4 受体人类免疫缺陷病毒还不能完成其整个感染过程,感染的最终建立还需要融合素(CXC,CC)等一些辅助受体的参与,前者为 CXCR4,表达于辅助 T 淋巴细胞,后者主要是 CCR5,表达于单核/巨噬细胞。

人类免疫缺陷病毒进入人体后主要寄生于免疫系统的 T 细胞内,经过"逆转录"后,病毒中的 RNA(核糖核酸)就转为病毒 DNA(去氧核糖核酸),并直接嵌入到人体淋巴细胞内固有的细胞 DNA 上,两者紧紧地联在一起,人体没有能力分开它,如果真能把病毒 DNA 杀灭,势必也同时杀灭了淋巴细胞 DNA。当人类免疫缺陷病毒侵入人体后由潜伏状态进入活跃状态时,细胞内的病毒 DNA 会受到激发而复制出数以千计的人类免疫缺陷病毒来,而新制成的人类免疫缺陷病毒会从细胞中释出。并侵袭其他健康的 T4 淋巴细胞。就这样,人类免疫缺陷病毒不断地增殖,而 T4 淋巴细胞则不断地受到破坏,机体免疫力的渐渐丧失,最终导致众多并发症而死亡。

艾滋病病毒通过哪些途径感染人体

已经证实的艾滋病传染途径主要有 3 条,其核心是通过性传播和血液传播。

① 性接触传播:包括同性及异性之间的性接触。肛交有更大的传染危险。与人类免疫缺陷病毒性传播有关的高危人群为:男男性行为者、性工作者、嫖娼者、多个性伙伴者、性乱者。美国调查发现,男男同性恋中的人类免疫缺陷病毒感染率高达 20%~30%。西方国家 70% 的人类免疫缺陷病毒感染者为男性同性恋者。在非洲、东南亚一些国家,80% 以上人类免疫缺陷病毒感染者因异性性接触所致,女病人中 81% 为妓女。在经济条件差的妓女中,人类免疫缺陷病毒抗体阳性率高达 66%。在这些国家中,异性性活动是人类免疫缺陷病毒的主要传播方式。性接触传播是全世界最主要的传播途径。

② 血液传播:包括:a. 输入污染了人类免疫缺陷病毒的血液或血液制品;骨髓和器官移值;或救护流血的伤员时,救护者本身破损的皮肤接触伤员的血液。使用从大量献血者血浆中提取Ⅷ凝血因子治疗血友病病人发生感染的危险性最大。b. 静脉药瘾者共用被人类免疫缺陷病毒污染

的针头及注射器。c. 共用其他医疗器械或生活用具（如消毒不完全的内镜，与感染者共用牙刷、剃刀等）也可能经破损处传染，但罕见。d. 注射器和针头消毒不彻底或不消毒，口腔科器械、接生器械、外科手术器械、针刺治疗用针消毒不严密或不消毒；理发、美容（如文眉、穿耳）、文身等的刀具、针具、浴室的修脚刀不消毒；和他人共用刮脸刀、剃须刀或共用牙刷。

③ 母婴传播：也称围生期传播，即感染了人类免疫缺陷病毒的母亲在产前、分娩过程中及产后不久将人类免疫缺陷病毒传染给了胎儿或婴儿。可通过胎盘，或分娩时通过产道，也可通过哺乳传染。

从感染人类免疫缺陷病毒发展成为艾滋病病人大约需要多少时间

从感染人类免疫缺陷病毒发展成为艾滋病病人需要5~10年的时间。从感染人类免疫缺陷病毒发展成为艾滋病病人与传染途径有关，通过血液传播的人由于一次进入体内的病毒量很大，病毒复制剧烈而迅速，CD4细胞受到重创，机体的免疫功能受损较为剧烈，因而容易出现各种感染和机会性感染，症状出现较早。此外，由于每个人的免疫遗传背景是不同的，个体差异很大，有些人在感染人类免疫缺陷病毒后的1~2年内就会发病，而另一些人则可能在十几年后才发病。但无论是否有症状，个体从感染人类免疫缺陷病毒开始就有传染性。

何谓人类免疫缺陷病毒抗体窗口期

人类免疫缺陷病毒刚进入人体时，因抗体浓度不够，无法检验出正确结果，必须等到一段时间之后，才能检测出来，这一段时间就是窗口期，需要4~12周时间。其中还有一个必要条件，就是在这段时间内，不能再有其他危险的性行为或静脉吸毒等，否则必须重新计算。窗口期感染者身体内已有艾滋病病毒，而且具有传染性，如果输入窗口期感染者的血液或是和他人共用一具注射器，则有被艾滋病病毒感染的危险；与窗口期感染者发生性接触，同样也可能感染艾滋病病毒。因此，窗口期是隐匿而且最危险的艾滋病危险人群。

何谓艾滋病病毒感染者

艾滋病病毒感染者是指：被人类免疫缺陷病毒感染但还没有出现症状的人，又被称为人类免疫缺陷病毒携带者。他们外观健康，如同正常人。艾滋病病毒感染者虽然外表和正常人一样，但他们的血液、精液、阴道分泌物、皮肤黏膜破损或炎症溃疡的渗出液里都含有艾滋病病毒，具有很强的传染性，是传播艾滋病最重要的传染源。乳汁也含病毒，有传染性。

何谓艾滋病病人

艾滋病病毒感染者的免疫系统受到破坏，功能逐渐降低，到免疫系统功能再也不能维持最低的防御能力时，多种对正常人不会引起疾病的病原微生物便会使病人发生条件性感染,引起脑、肺、胃肠道和其他部位的病变及症状,此时艾滋病病毒感染者就发展成为艾滋病病人。

感染了人类免疫缺陷病毒该怎么办

怀疑自己染上了艾滋病,特别某些有过高危性行为的人,千万不要根据自己知道的一些浅薄的艾滋病知识,给自己对号入座,以为自己染上了艾滋病,终日恐慌。要知道,你了解的知识与专家的知识经验是无法相比的,终日恐慌会造成疑病症或恐病症。怀疑自己有可能感染艾滋病病毒的人,应到正规有条件的医疗机构做艾滋病病毒抗体检查和咨询。

怎样的性行为易感染艾滋病病毒

许多人错误地认为不嫖娼、不卖淫,不会染上艾滋病,其实不然,以下性行为易感染上艾滋病病毒:

① 男性同性性行为:目前人类免疫缺陷病毒感染发生率在男性同性恋人群中非常高,而且男性同性恋有多个性伴倾向,更易感染上人类免疫缺陷病毒。

② 不安全性行为:无保护措施的频繁的非婚性行为容易引起人类免疫缺陷病毒感染。流行病学研究表明性传播疾病、生殖器溃疡、生殖道感染等大大增加传播人类免疫缺陷病毒的危险性。

③ 多性伴行为:对于同性或异性恋来说,在同一时期与多个性伙伴发生性关系都是人类免疫缺陷病毒感染的高危

因素。在性生活中,性交部位的摩擦容易引起性交部位的黏膜破损,人类免疫缺陷病毒就会侵入未感染者的血液里。

人类免疫缺陷病毒阳性的孕妇还能生育吗

如不采取任何措施,人类免疫缺陷病毒阳性的孕妇感染其胎儿的概率是15%~30%。其中15%~20%在妊娠期被感染,50%在生产时被感染,30%在哺乳期被感染。因此,应避免人类免疫缺陷病毒阳性妇女计划外受孕。人类免疫缺陷病毒阳性妊娠孕妇如能接受抗逆转录药物治疗,可使其幼儿感染的概率减少50%。产科施行剖宫产也可降低感染率。怀疑自己有可能感染艾滋病病毒的妇女,应在孕前到有条件的医疗机构做艾滋病病毒抗体检查和咨询。发现感染艾滋病病毒的孕妇应到有关医疗机构进行咨询,接受医学指导和母婴阻断治疗。

怎样最大限度地避免艾滋病病毒的母婴传播

任何妇女如果考虑生育问题,不知道自己是否感染人类免疫缺陷病毒,或如果自己曾经有多性伴或静脉吸毒历史;其性伴已感染人类免疫缺陷病毒;其性伴有静脉吸毒历史,均应接受人类免疫缺陷病毒抗体检测。只有确认自己未被人类免疫缺陷病毒感染时才可考虑生育。如果人类免疫缺陷病毒感染的妇女要考虑生育,或怀孕时知道已感染人类免疫缺陷病毒又不愿意终止妊娠,以下方法能减少人类免疫缺陷病毒的母婴传播:

① 应使患病的母亲及时检测和治疗：由于病毒载量高的妇女较病毒载量低的妇女更易将人类免疫缺陷病毒传给孩子，因此，应进行抗逆转录病毒药物预防与治疗。

② 如合并感染其他疾病，包括性病应进行及时治疗。有合并感染的母亲较单一人类免疫缺陷病毒感染的母亲传播率更高。

③ 在怀孕期间使用安全套，同时避免施行人工羊膜穿刺和阴道扩张手术，都可降低感染的概率。

④ 增加营养：营养缺乏可影响黏膜的完整性，并促进宫颈与阴道中人类免疫缺陷病毒的排放，增加垂直传播。

⑤ 对人类免疫缺陷病毒感染的孕妇应实行剖宫产：因为产程越长，感染的危险越大；双胎时，第一胎感染的危险大于第二胎；阴道产感染率大于剖宫产。

⑥ 患病的母亲不能母乳喂养，而需要采取乳汁替代品替代喂养，母亲产后通过乳汁发生传播的危险性最高。

感染艾滋病病毒的妇女会生下健康的婴儿吗

会。感染了病毒的母亲生下的婴儿当中，3/4 不会受到感染。如果母亲在分娩前服用 1 个疗程的抗病毒药物，做剖宫产，且不采用母乳喂养，那么她所产下的婴儿感染艾滋病病毒的概率可以大幅下降到 10%。

艾滋病在妇幼人群中有哪些流行特点

① 最常见的妇女感染：人类免疫缺陷病毒的危险因素

是异性间的无保护性性接触传播,其次是静脉吸毒者。

② 基于生物学因素:女性比男人更容易感染人类免疫缺陷病毒,男性向女性传播人类免疫缺陷病毒的概率是女性向男性传播概率的2~4倍。

③ 由于解剖结构的关系:女性感染了性病后常常无明显症状,因而求医的可能性较小,而使她们在性病的基础上感染人类免疫缺陷病毒的危险性增加。

④ 由于贫穷,受教育程度低及性别歧视等社会因素:使女性以性换金钱的比率远高于男性,因而感染性病和人类免疫缺陷病毒的危险性高于男性,而前者又增加了感染人类免疫缺陷病毒的风险。

⑤ 母婴传播:是目前儿童感染人类免疫缺陷病毒的主要传播途径,在全球儿童感染者中占90%以上。除此外,还有不少儿童从污染的血液制品、异性接触、静脉吸毒等途径感染。青春期少女感染人类免疫缺陷病毒的可能性远远高于少男,女童生理上的易感性以及在两性关系中的社会地位和身体的脆弱性,使她们处于人类免疫缺陷病毒感染的高风险中。

母婴传播有哪些途径

① 宫内感染:胎儿人类免疫缺陷病毒的感染常呈弥散性,大多发生在妊娠晚期。

② 分娩时经产道感染:40%人类免疫缺陷病毒阳性孕妇的宫颈分泌物中可检测到人类免疫缺陷病毒。从破膜到胎儿产出,超过4小时的婴儿人类免疫缺陷病毒感染危险率高。

③ 产后感染:产妇乳汁中可检测到人类免疫缺陷病毒,母亲产后通过乳汁传播人类免疫缺陷病毒的危险性最高。

影响母婴传播有哪些因素

① 母体人类免疫缺陷病毒感染情况:病毒载量高的妇女较病毒载量低的妇女更易将人类免疫缺陷病毒传给孩子。

② 产科因素:产程越长,感染人类免疫缺陷病毒的危险越大;第一胎感染人类免疫缺陷病毒的危险大于第二胎;阴道产感染人类免疫缺陷病毒的危险性大于剖宫产。

③ 营养因素:营养缺乏可影响黏膜的完整性,并促进宫颈与阴道中人类免疫缺陷病毒的排放,并且易患各种感染,增加人类免疫缺陷病毒垂直传播的可能性。

④ 与性病合并感染:有合并感染的母亲较单一感染的母亲传播率高。

⑤ 母乳喂养:母亲产后通过乳汁发生传播的危险性最高。

⑥ 早产儿和低出生体重儿:受感染的母亲所产的婴儿体重低,孕 34 周以前出生的婴儿比 34 周以后的更易感染。

怎样预防妇女儿童感染艾滋病

① 针对不同人群,提供相应的防治艾滋病的正确信息和知识,提供具体可行的预防措施,以满足不同人群的需要。

② 防治性传播疾病有利于控制人类免疫缺陷病毒感染和艾滋病的流行。

③ 改善妇女营养、预防贫血、治疗感染、预防孕期和产后出血,除非必需,尽量不要输血。

④ 做好婚前检查和有计划的生育,避免人类免疫缺陷病毒感染者在不知情的状态下怀孕。

⑤ 已感染人类免疫缺陷病毒的妇女应避免怀孕,如果

怀孕,应到有关医疗机构进行咨询,接受医学指导和母婴阻断治疗。

⑥ 分娩采用剖宫产方式,产后避免哺乳。

⑦ 分娩后为新生儿提供早期人类免疫缺陷病毒诊断,定期检查治疗。

妇女应怎样做好自我保护

① 主动学习、掌握有关艾滋病的知识,了解预防方法。

② 洁身自好,与唯一的固定性伴有性关系。

③ 劝说自己的配偶或性伴了解、认识艾滋病,以保护他们不受艾滋病病毒的感染,保护他们就是保护自己。

④ 清楚了解性伴的生活背景和习惯,如有怀疑,应拒绝与他发生性接触或坚持使用避孕套。

⑤ 决不与他人共用注射器和针头。

婚检发现人类免疫缺陷 病毒阳性,医生会怎样处理

婚检时,一方人类免疫缺陷病毒检测阳性,这时医务人员就会面临一个伦理难题:为当事人保密是应尽的义务,保护第三者的生命健康也是应尽的义务。权衡起来,保护人的生命健康权比保密更重要。医生首先应解除当事人可能有的思想顾虑和精神负担,启发保护对方健康的责任感,尽量让病人或感染者自己去告之对方,如果当事人拒绝,医务人员可以直接告知对方,接受进一步的随访和检查。

妇女在何种情况下应接受
人类免疫缺陷病毒抗体检测

任何妇女如果自己曾经有多性伴或静脉吸毒历史；其性伴已感染人类免疫缺陷病毒；其性伴有静脉吸毒历史，均应接受人类免疫缺陷病毒抗体检测。在下列情况下，怀疑自己会受到人类免疫缺陷病毒感染的妇女应进行检测：a.考虑结婚或决定与性伴侣建立持久的关系。b.考虑生育问题。c.希望确定某些症状是否与艾滋病病毒感染有关。

感染了艾滋病病毒
还可有性生活吗

感染艾滋病病毒时，病人的性功能并没有受到影响，艾滋病病毒感染者的潜伏期又相当长，基本处于正常人状态，提倡长期杜绝性生活是不可能也是不人道的。因此，夫妻间有一方感染艾滋病病毒时，性生活时一定要坚持正确使用避孕套，以减少传染机会。此外，确认血液中的病毒载量很低或测不出，也会大大减少人类免疫缺陷病毒传播机会。

艾滋病病毒离开人体
能存活多长时间

离体血液中艾滋病病毒的存活时间决定于离体血液中病毒的含量。病毒含量高的血滴，在未干的情况下，在室温中放置 96 小时，仍具有活力。即使是针尖大小的一滴血，如果遇到新鲜的淋巴细胞，艾滋病病毒仍可在其中不断复制。病毒含量低的血滴,经过自然干涸 2 小时后,活力丧失;而病毒含量高的血滴,即使干涸 2~4 小时,一旦放入培养液中,遇到淋巴细胞,仍可以进入其中,继续复制。

人类免疫缺陷病毒传播必须同时具备哪 3 个条件

① 有大量的病毒从感染者体内排出。

② 排出的病毒要经过一定方式传递给他人。

③ 有足量的病毒进入体内。

艾滋病是性病吗

所谓性病是指主要通过性行为或类似性行为而传播的疾病。人类免疫缺陷病毒可通过性接触传播,包括同性及异性之间的性接触。因此,它属于性传播疾病的范畴,只是艾滋病与传统的性病相比危害更大,预后也更差。

性病与艾滋病有何种关系

传统性病可以促进艾滋病的传播,因为性病将破坏上皮细胞的连续性。如可引起生殖器溃疡、糜烂等的梅毒、软下疳、生殖器疱疹等,为人类免疫缺陷病毒入血达到淋巴细胞创造了条件。淋病、非淋菌性尿道炎或宫颈炎等使局部发生炎症,可增加免疫细胞,特别是淋巴细胞、巨噬细胞等在感染部位的聚集;使人类免疫缺陷病毒的靶细胞增多,增加性病病人对人类免疫缺陷病毒的易感性。性病引起的炎性反应和病损部位的渗出液,增强人类免疫缺陷病毒经生殖器分泌物的排放,因而使同时感染了性病和人类免疫缺陷病毒的病人更具传染性。最近的研究显示,滴虫性阴道炎等一些在我国未被定位法定性传播疾病的妇科病,也能大大增加人类免疫缺陷病毒的感染机会。如果这名妇女原已患有其他性病,其感染艾滋病危险性升为1/20~1/30。据估计,患有性病将使感染人类免疫缺陷病毒的危险性增加1.5~18.2倍。治疗其他性病能减少生殖道分泌物中人类免疫缺陷病毒含量,从而降低艾滋病病毒感染率。因此,治疗其他性病可以有效地控制艾滋病。

艾滋病病毒传播有怎样的概率

各种途径传播艾滋病病毒的概率是不同的:

① 经血传播:a. 静脉注射吸毒:静脉吸毒者共用注射器或注射器消毒不严是感染人类免疫缺陷病毒的危险行为,单次暴露的传染概率为0.67%。b. 接受血液或血制品:主要是指接受污染有人类免疫缺陷病毒的血液或血制品,单次暴露的传染概率介于90%~100%。c. 医源性感染:主要是指医疗器具不洁,造成接受医疗服务者感染人类免疫缺陷病毒,其中也包括医护人员在提供医疗服务时,暴露于感染者/病人的体液,而导致感染人类免疫缺陷病毒。不慎被污染人类免疫缺陷病毒的器具,如针头刺伤皮肤,或黏膜直接接触到含有人类免疫缺陷病毒的体液,单次暴露的传染概率为0.3%~0.5%。

② 经性接触传播:经性接触传播是目前全球主要的人类免疫缺陷病毒传播途径,全球有70%~80%感染者是通过性接触感染上人类免疫缺陷病毒,其中异性间性接触传

播占70%以上,而男同性恋性接触传播占5%~10%。发生一次没有保护的性交,在男性同性恋中传染人类免疫缺陷病毒的概率为0.5%~3%。而在异性性接触中,男性传给女性的概率是0.1%~0.2%,女性传给男性的概率是0.03%~0.1%。

③ 母婴传播:感染人类免疫缺陷病毒的母亲,可以在妊娠期间、分娩过程中或产后哺乳等情况下,将人类免疫缺陷病毒传染给婴儿,母婴传播的概率约为30%。

社交场合的接触会传播艾滋病吗

人类免疫缺陷病毒偶尔也存在于其他体液中,如眼泪、唾液和汗液中,但是一般情况下存在的数量很少,不足以导致人类免疫缺陷病毒的传播。所以,在社交场合偶尔接触,诸如握手、公用设备或卫生间、一起进餐、打喷嚏、拥抱和礼节性接吻,一般不会传染人类免疫缺陷病毒。

蚊子会传播艾滋病吗

经研究表明,艾滋病病毒在蚊子体内既不发育也不繁殖,所以不可能通过生物性的方式进行传播。而机械的传播方式,在蚊子身上也不可行。这是因为蚊子在吸血前,先由唾液管吐出唾液,然后由食管吸入血液,而血液的吸入是单向的,吸入后不会再吐出。另外,蚊子嘴上残留的血液因其仅有0.00004毫升,要反复叮咬2800次后,才能引起人类免疫缺陷病毒感染。而且,即使蚊子吸入了带有艾滋病病毒的血液,艾滋病病毒在2~3天内即可被蚊子消化、破坏而完全消失。根据蚊子的生理特点,蚊子一旦吸饱血后,要待完全消化后才会再叮人吸血。目前,世界范围内尚未发现蚊子或是昆虫叮咬而感染艾滋病的报道。因此,可不必担心蚊子传播艾滋病。

唾液会传播艾滋病吗

唾液中的确可查到艾滋病病毒,但其中的病毒量是很少的。艾滋病病毒要达到一定量才能引起传播。美国科学家发现,人的唾液中有一种分泌性白细胞抑制蛋白酶的蛋白质,这种蛋白质在试管中可以有效抑制艾滋病病毒感染人体免疫细胞,所以一般礼节性接吻、共同进餐、咳嗽或打喷嚏都不可能感染艾滋病,目前的报道中也无经唾液感染的病例报道。但是热烈地深吻并伴有感染者口腔牙龈出血或发生溃疡;口交中,感染者的精液排放到健康人的口腔中时,就有可能发生艾滋病毒通过口腔黏膜进入血液的传播。

预防艾滋病病毒感染
怎样自我防护

① 了解艾滋病的由来和危害,熟悉它的传染方式和预防措施。

② 严禁性乱。

③ 防止与他人共用可能被血液污染的用具,如牙刷、剃刀、注射针头等。

④ 注意性卫生和性安全。

⑤ 当配偶一方血清抗体阳性时,双方都要定期做有关检查,实行医疗监督,采取性安全的预防措施,坚持使用避孕套。

预防艾滋病有哪些方法

在现阶段,最现实、最有效地预防人类免疫缺陷病毒感染办法是针对其传播途径,通过健康教育和咨询来规范和改变人们的行为。通过规范行为,来阻断人类免疫缺陷病毒经血、经性和母婴传播。同时,在医疗卫生保健机构规范各项有关操作,防止医源性传播并做好自身保护。

怎样做到安全性生活

一夫一妻是最安全的性生活。如果夫妻双方都信守一夫一妻,那么双方都处于安全之中;倘若有一方不信守,双方都会处于危险之中。婚外性生活是性病与艾滋病的主要传播方式。正确和持续应用安全套,是预防性病、艾滋病最重要、最有效,而且最易实行的办法。世界卫生组织一直坚持大力提倡使用安全套。正确使用安全套预防性病与艾滋病的效率接近100%。应该使每一个男女青少年都懂得使用安全套的作用以及它的正确使用方法。

体内哪些地方可以有
人类免疫缺陷病毒存在

人类免疫缺陷病毒主要存在于人的体液中,如血液、精液、阴道分泌液、乳液、唾液、泪液、尿液、汗液和痰液等。有传播意义的是血液、精液、阴道分泌液、乳液。由于其他的体液含人类免疫缺陷病毒的数量很低,一般情况下不足以构成传染。

怎样预防医源性感染

① 对供血者进行艾滋病病毒检测,严厉打击非法献血者。

② 普遍推广应用一次性注射器、针头、针灸针,使用后严格毁型;手术器械、内镜和其他相关设备要严格消毒。

③ 在艾滋病病毒感染较高地区,有必要对给病人做手术的医务人员和病人进行艾滋病病毒检测。

④ 严格规范操作,预防通过器官或组织或人工授精传播艾滋病病毒。

何谓机会感染

机会感染是指正常人体内的一些平时不致病的细菌或病毒在特定情况下(免疫系统崩溃)致病;或正常人平时不感染的微生物在特定情况下(免疫系统崩溃)感染并致病。

何谓病毒量

病毒量测验又称之为人类免疫缺陷病毒 RNA 测验,指的是计算血液内人类免疫缺陷病毒的数量。病毒量测量以"拷贝"(copies)为单位,计算每一毫升血中有多少病毒量。

目前有治愈艾滋病的方法吗

至今还没有治愈艾滋病的特效药。近几年来,联合疗法,即核苷类逆转录酶抑制剂(NRTI),非核苷类逆转录酶抑制剂（NNRTI）和蛋白酶抑制剂（PI）的联合应用,已经降低艾滋病的病死率,使艾滋病病人的生成率大大增加。

有预防艾滋病病毒疫苗吗

尽管世界各国都在试图研制艾滋病病毒的有效疫苗,但到目前为止,还没有可用于预防人类免疫缺陷病毒的有效疫苗。我国的艾滋病疫苗已进入人体临床试验阶段,其确切的疗效还有待进一步证实。

平时会接触艾滋病病人该怎么办

艾滋病是一种由病毒感染引起的疾病,必须通过特定传染途径才能进入人体,即血液,性生活和母婴传播等途径传播。人类免疫缺陷病毒病毒的生命力很脆弱,只能存活在人的血液中,离开适宜的条件就会死亡。空气、饮水、食物食具、共同进餐、沐浴、游泳池、蹲式厕所及小便池、握手、拥抱、日常工作、学习和生活接触、吸血昆虫叮咬等都不是传染艾滋病病毒的途径,因此不必害怕。即使我们有机会接触到病人的分泌物,也不必恐惧,因为艾滋病病毒在体外还是比较脆弱的,人类免疫缺陷病毒对热敏感,56℃,30分钟灭活;许多化学物质都可以使人类免疫缺陷病毒迅速灭活,如乙醚、丙酮、20％乙醇、过氧乙酸及所有对乙型肝炎病毒有效的消毒剂,对人类免疫缺陷病毒也都有良好的灭活作用（人类免疫缺陷病毒对紫外线不敏感）。因此,照料、护理艾滋病人也不会感染艾滋病。

艾滋病病人能正常学习和工作吗

艾滋病的传染有一定的传播途径,一般工作和学习上的接触是不会感染艾滋病的。另外,艾滋病病毒感染后,感染者有很长一段时间无症状,他们需要和正常人一样工作和学习。因此,维护艾滋病感染者的正当权益,是我们对艾滋病感染者起码的关爱。

免疫学指标检测在人类免疫缺陷病毒感染中有何意义

人类免疫缺陷病毒的免疫学指标检测主要用于临床人类免疫缺陷病毒感染和艾滋病的诊断,流行病学调查,血源或器官供体的筛查。人类免疫缺陷病毒感染者病情或治疗效果动态观察以及疫苗效果分析。因此对防治人类免疫缺陷病毒/艾滋病具有重要的意义。免疫学检测方法根据检测目的可以分为两类:血清学和细胞学检测。血清学检测主要是检测体液中人类免疫缺陷病毒特异性抗体。常用的为固相免疫酶法,如酶联免疫吸附试验(ELISA)和免疫印迹试验(WESTERN BLOT)分别用于初筛和确证实验。细胞学检测:最主要的细胞学是外周血 CD4T 细胞计数。由于人类免疫缺陷病毒感染中 CD4T 细胞数的降低是免疫缺陷进展的直接指标,因此其被认为是最重要的预见人类免疫缺陷病毒感染状态和进展为艾滋病的参考指标。CD4T 细胞数量变化与艾滋病病人的病死率也密切相关。CD4T 细胞数量的增加,还是药物和各类疗法的疗效考核指标,

CD4T 细胞检测通常用流式方法进行,有相对计数和绝对计数方法。由于测定方法的影响因素很多,要求实验室进行质量控制。切记对不同方法获得的 CD4 浓度值,在没有可利用的对比资料时,仅具有参考意义,不能进行比较。

免疫学指标检测在人类免疫缺陷病毒感染中有哪些局限性

应当注意人类免疫缺陷病毒感染的窗口期,由于窗口期内抗体还没有产生或产生量低,血清学方法不能发现人类免疫缺陷病毒感染。另外,出生 6 个月以内的婴儿因继承了母亲的 IgG 抗体,体液中抗体的检测结果也不一定正确反映该婴儿的感染状态。利用固相免疫酶法检查 P24 抗原,有助于窗口期人类免疫缺陷病毒感染的检出,但由于原发感染后 P24 抗原迅速降低。此后检查 P24 往往呈阴性。因此,血清学检测方法存在局限性,但仍然是目前最经济、敏感和实用的方法。

进行抗病毒治疗有哪些指征

既往,基于对治疗艾滋病药物不良反应和药物耐药的考量,美国国际艾滋协会、英国、法国、巴西等国家的专家建议是:CD4T 细胞降到 350 时,才开始服药。因为当 CD4T 细胞降到 350 时,抗病毒治疗后免疫系统的损害仍有可能恢复;但若已经出现典型的艾滋病症状,无论 CD4 值及病毒量如何,均需抗病毒治疗。

以往对艾滋病治疗的原则是:根据临床分类、CD4 计数、病毒载量来确定抗病毒治疗,即:若已经出现典型的艾滋病症状,无论 CD4 值及病毒量如何,均需进行抗病毒治疗;若无艾滋病症状,CD4 值小于 300/立方毫米,病毒量在任何水平均需进行抗病毒治疗;若无艾滋病症状,CD4 大于值 300/立方毫米小于 350/立方毫米,病毒量在任何水平,可进行治疗,也可观察;若无艾滋病症状,CD4 值大于 350/立方毫米,病毒量大于 5.5 万,部分病人应接受治疗,不接受治疗者应严密监测 CD4 计数变化;若无艾滋病症状,CD4 值大于 350/立方毫米,病毒量小于 5.5 万不需进行治疗。

现在的观点认为,人类免疫缺陷病毒感染后无论 CD4 值是多少都要及时开始治疗,这样既可以使机体免疫系统免受进一步伤害,减少发生肿瘤、机会感染等,又可以使人类免疫缺陷病毒载量大大降低,减少传染性,还可以延长病人的生命。

何谓高效联合抗反转录病毒治疗

高效联合抗反转录病毒(HAART)是高效联合抗反转录病毒治疗(highly active antiretroviral therapy)的首拼缩写,俗称"鸡尾酒疗法",是目前已被证实针对艾滋病病毒感染最有效的治疗方法。所谓 HAART 治疗就是"三药联合疗法",即将核苷类逆转录酶抑制剂(NRTI),非核苷类逆转录酶抑制剂(NNRTI)和蛋白酶抑制剂(PI)联合应用,可延迟耐药毒株的出现,使艾滋病病人的生成率大大增加。

为何要用高效联合抗反转录病毒治疗

抗艾滋病药物单用时最大的危险是诱发人类免疫缺陷病毒突变，使其产生耐药。联合用药被认为是克服该缺点的主要策略。高效联合抗反转录病毒（HAART）药物可作用于人类免疫缺陷病毒复制周期的多个环节，包括黏附、融合、脱壳、反转录、整合、转录、翻译、装配与芽生释放等过程。可迫使人类免疫缺陷病毒编码逆转录的基因中3~4个密码子发生突变，这种突变可使编码逆转录失去正常活性，使人类免疫缺陷病毒无法复制，并可延迟耐药毒株的出现。

高效联合抗反转录病毒推荐方案与药物选择

高效联合抗反转录病毒（HAART）推荐标准方案为：2种核苷类逆转录酶抑制剂（NRTIs）+1种非核苷类逆转录酶抑制剂（NNRTIs），或2种NRTIs+1种加强蛋白酶抑制剂[PIs（含利托那韦）]，特殊情况下3种NRTIs联合应用可作为一种备选方案。

病情改善后还需要继续服用抗病毒药吗

理论上说，艾滋病病人即使在病情改善后也要继续服用抗病毒药物。科学研究表明，艾滋病病人若能够坚持抗艾滋病治疗，一定能够延缓发病，或者说长期不发病。目前抗人类免疫缺陷病毒的药物能抑制病毒的复制,增加 T4 细胞数量并改善 T4 细胞功能,使病人的身体状况渐趋稳定。但实际情况是:有些药的不良反应很大,病人的生活作息、社交生活都受影响,使病人难以坚持长期服药,出现自行停药或短暂不服药。但一旦停药一段时间后,由于病毒仍然存在,病毒载量随之上升,并且可使病毒产生抗药性,给以后的治疗带来困难。因此专家建议:若对目前的疗法还能忍受,而且有效,应持续服用,若药物的不良反应难以坚持,病人在决定停药之前,应与医生讨论,以选择最佳方案。

何种情况可更换药物

如出现以下情况可认为抗病毒治疗无效,考虑换药治疗:

① 经高效抗逆转录病毒治疗 4~8 周后,血浆中病毒载量不比原水平降低 10 倍以上。

② 经高效抗逆转录病毒治疗 6 个月后,血浆中病毒载量没有达到"测不出"的水平。

③ 血浆中病毒载量经高效抗逆转录病毒治疗有所下降,或达到"测不出"的水平后又出现上升。

④ CD4 细胞持续性减少。

⑤ 临床症状反复或加重。

治疗艾滋病的药物
会有哪些不良反应

1. 去羟肌苷的不良反应

① 胃肠道:胰腺炎是该药主要的不良反应之一,有

1%～7%的病人会发生胰腺炎,约有1%的病人会出现致死性胰腺炎,临床症状有恶心、呕吐和腹痛,血清淀粉酶或脂肪酶升高。

② 神经系统:有报道显示有5%～6%的病人发生外周神经病变,同时接受其他损害神经的药物,危险会增加。表现有手足麻木、疼痛或感觉减退、轻度肌力下降等,生理反射减弱或消失。这些症状会在停药后2～3周消失。另外,还可以引起头痛、失眠、视物模糊等症状。

③ 其他:可以引起乳酸酸中毒、血糖水平的异常及氨基转移酶的升高、脱发等不良反应。

2. 司他呋啶的不良反应

① 神经系统:可以引起外周神经病变,主要表现手足麻木、刺痛感,这种不良反应的发生主要取决于药量、用药时间、进展期艾滋病、是否应用其他的神经毒性药物,包括去羟肌苷(ddI)。这些症状在停用司他呋啶(d4T)后会持续2～3周。罕见的不良反应是渐进性肌无力,呼吸衰竭及死亡,类 Guillain – Barre 综合征。此外,还有引起失眠的报道。

② 消化道:可引起食欲减退、腹痛、肝脏脂肪变性、肝炎、肝衰竭等,也有致命性胰腺炎的报道。单用该药或与其他抗逆转录病毒药物联合应用时,可导致乳酸酸中毒和伴脂肪变性的严重肝脏肿大,主要表现为上腹痛、食欲减退、恶心、呕吐、腹泻、呼吸急促和呼吸困难,主要见于女性、肥胖、长期使用核苷类药物、既往有肝脏疾病的病人。对于这种不良反应,即使停用该药,高乳酸血症的症状仍可以持续或恶化。

3. 齐多夫定的不良反应

① 血液系统:齐多夫定的常见不良反应影响血液系统。巨红细胞贫血,5%～10%的病人有粒细胞减少,血液

系统毒性与病人处于进展期艾滋病、接受骨髓抑制药物治疗，也可以有血小板的减少。

② 神经系统：疲劳、头疼、头晕、失眠、感觉异常、周围神经病变、记忆力丧失、焦虑、抑郁等。

③ 消化道：恶心、呕吐、吞咽困难、腹泻、味觉异常、胃肠胀气、口腔黏膜色素沉着；肝脏：氨基转移酶的升高，严重的肝脏肿大伴有脂肪肝。

④ 其他系统：17%的病人发生肌痛、近端肌无力、消耗性肌苷磷酸肌酶升高、心肌病等肌病表现。

4. 奈韦拉平的不良反应

① 皮肤病变：皮疹为该药最常见的不良反应。皮疹通常为轻度至中度，皮肤有红斑或丘斑疹，有瘙痒，分布于躯干、面部和手足。皮疹主要在前6周中出现，严重的皮疹大多出现于前28天。重型皮疹包括史蒂文斯－约翰逊综合征、表皮中毒性坏死及超敏性反应。病人若出现症状进行性加重征兆（包括但不局限于严重的皮疹或皮疹伴随发热、不舒服、疲倦、肌肉或关节痛、水泡、口疮、结膜炎、面部水肿，或肝炎、嗜酸性粒细胞增多、粒细胞减少、淋巴结病和肾功能紊乱）应立即永久性停药并进行检查。

② 肝脏毒性：奈韦拉平治疗后会出现严重的、致命的肝中毒，包括急性及胆汁淤积性肝炎、肝坏死，严重的肝疾病大多发生于治疗的前12周内，有报道在最初几周内就出现，但也有1/3病人在治疗12周后出现。在一些病例中，出现疲劳、不舒服、厌食、恶心、黄疸、肝肿大、血清转移酶异常等前驱症状及征兆，同时伴有转移酶升高、胆红素血症、凝血酶原时间延长、嗜酸性粒细胞增多。有时还会伴随皮疹及发热。病人一旦有以上症状，应立即就医，检查肝功能，及早停药。若出现肝炎，应永久性停药。

5. 茚地那韦的不良反应

① 全身脂肪代谢和分布异常。

② 肝功能异常,高胆红素血症:有10%~5%的病人出现无症状高胆红素血症和其他肝功能指标变化,多数病人在治疗1周至数周时出现高胆红素血症。当每天超过2.4克时,其发生率更高。

③ 肾脏和泌尿生殖系统:肾结石的发生率为4%~12.4%,同样剂量增加时肾结石的发生率也增加,包括伴有或不伴有血尿的腰痛,一般不伴有肾功能不全。短暂的肾功能异常,包括急性肾功能衰竭、肾结石病人出现间质肾炎,如果出现腰痛伴或不伴血尿应考虑在急性期停药1~3天。50%的病人在再次应用茚地那韦后会重复出现上述症状。

④ 胃肠道:恶心、呕吐、腹泻、食管返流、食欲减退、腹痛、味觉异常和口干。

⑤ 皮肤:有类似维生素A缺乏样不良反应,包括秃发、皮肤干燥、口唇干燥。

⑥ 糖尿病的发生或加重。

高效联合抗反转录病毒治疗前,医生有哪些评估

① 临床适应性:是否存在需要先处理的临床疾病或状况,如有无活动性的机会感染、严重的慢性疾病等。

② 依从性:病人是否为抗病毒治疗做好准备,高度的依从性是取得良好临床疗效的前提,为确保抗病毒治疗的疗效,应至少保证有95%以上的治疗依从性。

服用治疗高效联合抗反转录病毒药物应注意些什么

① 齐多夫定:在开始抗病毒治疗时,齐多夫定仅用于血红蛋白高于 90 克/升的病人;由于司他夫啶(d4T)长期服用有不良反应,世界卫生组织指南推荐齐多夫定优于司他夫啶(d4T),但对贫血病人以及中性粒细胞低于 750×10^9/升者,宜选择司他夫啶(d4T)。

② 拉米夫啶(3TC):如果不能提供 150 毫克片剂,成人可以服用 300 毫克,1 次/日。但儿童不能用 1 次/日剂量。

③ 奈韦拉平:在开始治疗的前 14 日内,剂量为 200 毫克,1 次/日,以后 2 次/日。有以下情况者不宜使用:病人存在明显的肝脏疾病;正在服用利福平抗结核治疗者;过去6 个月使用过单剂量奈韦拉平进行母婴阻断的妇女。

④ 艾法韦仑(依非韦伦):有致畸风险,妊娠前 3 个月禁用。所有用艾法韦仑抗病毒治疗的妇女,必须接受妊娠试验检测,并告知应避免妊娠,指导她们采取避孕措施。

⑤ 儿童病人对于非核苷类逆转录酶抵制剂(NNRTIs)的选择:小于 3 岁或体重小于 10 千克,可选择奈韦拉平;3岁以上或重于 10 千克者可选择奈韦拉平或艾法韦仑。如果 8 岁以下开始服用奈韦拉平者,当其超过 8 岁时不需要减量(4 毫克/千克)。

怎样预防血液传播的艾滋病

① 杜绝吸毒,因为静脉注射毒品最容易引起艾滋病病

毒传染。

② 在必须接受输血或血液制品时，一定要了解其来源是否安全。

③ 参加无偿献血，不可到非法的地下采血点去卖血。

④ 在接受计划免疫注射时，做到一人一针一管。

⑤ 去医院接受拔牙或其他口腔治疗、注射、针刺或做内镜时，对于消毒不严的治疗或检查应拒绝接受。

⑥ 不到消毒不严格的理发馆、美容院、洗脚店去理发、美容、文身或修脚。

⑦ 不要互相借用电动剃须刀、刮脸刀，因为刮脸、剃须时经常会使面颊皮肤发生轻微擦伤。

⑧ 牙刷必须每人自备自用，不能共用。

⑨ 救护流血伤员时，要设法不让血液直接沾染自己的皮肤，尤其是在自己身上发生皮肤破伤时更应重视。医生、护士、检验员在为艾滋病病毒感染者或艾滋病人服务时，要严防手术刀、注射用针头损伤自己的皮肤。

⑩ 除非必须，尽可能不参加可能因剧烈冲撞而引起皮肤损伤流血的活动。

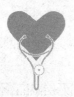

尖锐湿疣

患了尖锐湿疣
会出现哪些临床表现

尖锐湿疣没有明显的自觉症状,典型的尖锐湿疣表现初起为小丘疹、逐渐增大、数目增多、柔软、表面凹凸不平,呈乳头状、菜花样、鸡冠状、颗粒状,底部有蒂与皮肤粘连,肤色或灰白色,通常 1~4 毫米大小,最大 15 毫米或几厘米,触之易出血。

位于小阴唇内侧、阴道口、冠状沟、龟头、肛周、尿道口等黏膜部位,经常表现为尖锐湿疣的典型表现;大小阴唇之间、冠状沟、包皮内板等部位的疣体,常形成条索状;宫颈和直肠的疣体,常表现为灰白色粗糙扁平隆起丘疹或斑块,疣体多时可引起白带增多,变黄并伴有异味。大阴唇、阴茎体、阴囊等干燥部位的疣体,常表现为扁平丘疹、半球形丘疹,皮色或淡褐色,表面光滑,有的质硬,增大后也常表现为菜花样的典型疣体。尖锐湿疣容易发生于外生殖器部位,女性病人好发于大小阴唇、阴阜、尿道口、肛门(直肠)会阴、阴道口、阴蒂、阴道和宫颈,男性病人好发于冠状沟、龟头、包皮、系带、尿道口、阴茎、阴囊、肛门、直肠等,有肛门性行为者常发生于肛周和直肠,无论男女,好发部位多为黏膜,与该处较为湿润,易受擦伤,形成小的破口有关。病人大多数没有不适的感觉,有少数病人可伴有外阴瘙痒、白带增多等主观症状（尖锐湿疣偶发生于耻骨处、腋下、腹股沟、乳房、口腔内、唇、舌）。

患有尖锐湿疣需做哪些检查

① 5%醋酸白试验：在可疑皮损上用5%醋酸溶液涂抹或敷贴3~5分钟，有尖锐湿疣的皮肤局部发白。醋酸白试验对诊断与指导治疗尖锐湿疣有较大价值，但也有假阳性，在尿道炎、包皮龟头炎、外阴念珠菌病、EB病毒感染等中可出现假阳性。所以要结合临床表现和其他检查结果综合分析。

② 组织病理检查：把尖锐湿疣取下来，制片，在显微镜下可以看到其角质层角化过度伴有角化不全，棘层肥厚，钉突延长，假性上皮瘤样增生，在角质层，颗粒层和棘细胞层上部有凹空细胞，凹空细胞是人乳头瘤病毒感染后的一种变性细胞，具有诊断价值。此外，表皮内有核分裂相，多核细胞和角化不良细胞，真皮水肿，毛细血管扩张，周围有慢性炎症细胞浸润，主要是淋巴细胞和组织细胞。从实用角度来讲，组织病理检查是最切实可行的方法，是主要的确诊手段。

③ 分子生物学方法：聚合酶链反应（PCR）是目前常用的检测人类乳头瘤病毒DNA的方法之一，此方法敏感性特异性强，当100万个细胞中存在1个人乳头瘤病毒DNA就能检测出，可弥补组织学诊断上的不足，尤其适用于可疑病例的确诊。但聚合酶链反应技术也存在不足之处，如有极微量微生物DNA污染试剂或实验用品时，就有可能会出现假阳性结果。其次，用聚合酶链反应方法检测人乳头瘤病毒基因，不能区分活跃程度，在治愈方面有相当的局限性。因此，在使用聚合酶链反应技术时，不仅需要规范的实验室，先进的仪器设备，高水平的技术人员，还需要综合临床

情况,取长补短,互相印证。

患了尖锐湿疣为何要检查血液

尖锐湿疣是由人乳头瘤病毒(HPV)引起的局部皮肤感染所致,不经血流扩散。但是尖锐湿疣主要是由不洁性交所传染,所以在传染过程中,除了会感染到人乳头瘤病毒外,还有可能会同时传染上梅毒螺旋体或艾滋病病毒,由于每个人抵抗力的不同,有些人感染了梅毒螺旋体或艾滋病病毒后,并没有明显的临床症状出现,需要抽血筛选,非梅毒螺旋体抗原血清试验,如快速血浆反应素环状卡片试验[RPR(检查)梅毒血清试验]和人类免疫缺陷病毒抗体,以排除梅毒与艾滋病。此外。在发现二期梅毒时,外阴、肛周出现的扁平湿疣,本身就容易与尖锐湿疣混淆,更需要通过血清检查来区分。

有些病人在感染人乳头瘤病毒的同时,还可能同时感染其他性病,如淋病、非淋菌性尿道炎(宫颈炎),或其他念珠菌、滴虫等阴道炎,甚至多种病原体混合感染。所以,所有的病人都应配合医生做好其他方面的病原体检查,以排除其他感染,特别是女性病人,一旦其他感染造成白带增多,外阴充血水肿,阴部环境潮湿加剧,更有利于尖锐湿疣的生长,不利于治疗,也增加了复发的机会。因此,女性病人更应注意白带的全面检查,发现疾病,及时治疗,有助于尖锐湿疣的早日痊愈。

何谓尖锐湿疣

尖锐湿疣又称生殖器疣,是人乳头瘤病毒(HPV)感染所致,是最常见的性病之一。宫颈尖锐湿疣在性活跃的妇女中高度流行,在我国性病的发病中占第三位。

尖锐湿疣有哪些病原体

尖锐湿疣是由人类乳头瘤病毒(HPV)感染引起,属于DNA病毒,侵犯人体的皮肤和黏膜局部的上皮细胞,引起潜伏感染和(或)乳头瘤样皮损等。该病毒不经血流扩散,不产生全身系统感染。人乳头瘤病毒根据其感染的部位,可以分为嗜皮肤性和嗜黏膜性两类,嗜皮肤性的人乳头瘤病毒引起皮肤上的疣和疣状表皮发育不良,嗜黏膜性的人乳头瘤病毒引起尖锐湿疣、喉乳头瘤及宫颈上皮瘤样变。能够引起生殖道尖锐湿疣的人乳头瘤病毒主要有 15 个亚型,其中以人乳头瘤病毒 6,11,16,18 型最常见。人乳头瘤病毒不仅是尖锐湿疣的致病因子,而且与肿瘤的发生相关,根据其致癌的危险程度区分,可将人乳头瘤病毒分为高危型、中危型和低危型,目前公认属于高危型的人乳头瘤病毒,主要有 16,18,31,39 型等。

尖锐湿疣是怎样进行传染的

尖锐湿疣的传染途径主要是性接触。感染了人乳头瘤病毒(HPV)在临床上发生尖锐湿疣的潜伏期为 2 周至 20 个月,平均在 3 个月左右,大约有 2/3 与尖锐湿疣病人有性接触在 3 个月内可发生该病。其余的 1/3 性伴是否存在亚临床感染目前尚不清楚。婴幼儿感染产生疣有可能是经过感染了人乳头瘤病毒的产道或在出生后与患病母亲密切接触有关。少数人可通过污染的日常生活用品,如内裤、毛巾、浴盆等感染。

尖锐湿疣有哪些亚临床表现

尖锐湿疣的亚临床表现是指肉眼看不到疣体,经3%~5%醋酸涂布或湿敷后,醋酸白试验阳性,以后研究发现该区域经免疫组化和病理活检证实有人乳头瘤病毒(HPV)感染。该类病人临床上无症状,可成为带病毒者,通过性接触而感染他人。男性的亚临床感染容易发生于阴茎与阴囊,女性常为多灶性,常可发生于尿道口,阴唇及前庭。此外,还有存在更早期的人乳头瘤病毒感染,该期无细胞学和组织学上的改变,只能通过人乳头瘤病毒 DNA 检测才能鉴定,称为人乳头瘤病毒的潜伏期。

人乳头瘤病毒与恶性肿瘤有何关系

外生型的尖锐湿疣大多是良性的,主要由低危型的人乳头瘤病毒感染导致。大量的临床流行病学研究证实了人乳头瘤病毒在生殖器癌、肛门癌的致病作用。在宫颈癌、阴茎癌、外阴和肛周癌组织中可以检测出高危型人乳头瘤病毒,尤其是宫颈癌的发生与人乳头瘤病毒关系更密切,在宫颈癌中检测出的人乳头瘤病毒中,主要是人乳头瘤病毒16、18 型。所以,人乳头瘤病毒 16、18、31、39 型被称为高危型的人乳头瘤病毒。

何谓巨大型尖锐湿疣

巨大型尖锐湿疣首先由 Buschke 和 Loweus Fein 在

1925 年描述,好发于男性的龟头和包皮,也常见于女阴和肛门,该型尖锐湿疣在病理上是介于尖锐湿疣及鳞状细胞癌之间的肿瘤,形状巨大,容易形成溃疡,侵入较深组织。多种致癌因素易促使其恶变,恶变率有报道高达 56%,复发率高达 66%,但不易远处转移。

尖锐湿疣需与哪些疾病相鉴别

① 鲍温病:可以发生于阴茎或外阴,表现为扁平角化过度的白色丘疹或斑块,周围红斑,可破溃,进行组织病理检查可与尖锐湿疣鉴别。其表现为角化不全,棘层肥厚,有异形角质形成细胞,角化不全细胞及核分裂相,真皮有致密的炎性细胞浸润。

② 鲍温样丘疹病:男性易发生在阴茎海绵体或龟头、阴囊,女性常发生在外阴、会阴,表现为淡褐色或深褐色,或者(黏膜)肤色的扁平丘疹,直径 3~7 毫米。组织病理检查示原位癌的表现,可见角化过度、角化不全、银屑病样表皮增生,局灶性颗粒层增厚,表皮上半部有丝分裂增加,可见到坏死及大的多核或核浓缩的角质形成细胞。鲍温样丘疹病与人乳头瘤病毒 16 型感染相关。其临床经过表现为良性。

③ 扁平湿疣:属于二期梅毒疹,表现为扁平、湿润的(黏膜)肤色或淡褐色丘疹,表面光滑,成簇分布,可以融合成斑块,并可有溃疡,暗视野检查梅毒螺旋体阳性,梅毒血清反应强阳性,由此可与尖锐湿疣鉴别。

④ 男性阴茎珍珠状丘疹:阴茎珍珠状丘疹常发生在青春期后,以 20~40 岁为主,有 10%~24% 的正常男性阴茎有此现象,表现为圆锥形或球形的丘疹,皮色可为半透明,直径 1~2 毫米,带有光泽,呈数行或单行环状排列在冠状

沟,无自觉症状,病程长短不一,可长期不消退。进行组织病理检查,是由致密结缔组织包绕的一团丰富的血管网,外周淋巴细胞浸润。早期或经过治疗的尖锐湿疣的疣体有时容易与阴茎珍珠状丘疹相混淆,但是阴茎珍珠状丘疹排列规则,丘疹不相融合,随着病程的延长基本不长大。而尖锐湿疣的丘疹散在分布不规则,随着病程延长可长大,并互相融合。

⑤ 阴茎系带旁丘疹性纤维瘤:阴茎系带旁丘疹性纤维瘤发生于阴茎系带两侧,为针帽至芝麻大小的丘疹,不融合,肤色或淡白色,中等硬度,常与阴茎珍珠状丘疹并存。病理检查示表皮角质层和颗粒层明显,表皮包绕结缔组织组成核心。

⑥ 女阴假性湿疣:或称绒毛状小阴唇,大多发生在20~30岁的女性外阴,特别是小阴唇内侧和阴道前庭,也可见于阴道口、尿道口和舟状窝。表现为黏膜色或浅白色或粉红色簇集分布的鱼卵样丘疹,表面光滑,大小基本一致,互不融合,常对称分布。少数表现为乳头状,绒毛样突起。假性湿疣对健康没有影响,所以无需治疗。假性湿疣发生的原因不清楚,目前认为可能与以下因素有关:白带增多,局部分泌物刺激可以引起假性湿疣。可能是一种生殖器黏膜的生理变异,也可能与性激素的水平有关或与局部慢性炎症刺激有关,或是一种与发育异常有关的良性乳头瘤。组织病理学可见不同程度角化过度,棘层肥厚,乳头瘤样增生,无凹空细胞,基底层细胞形态及排列正常,真皮乳头层散在少许慢性炎症细胞浸润。醋酸白试验为阴性。

⑦ 传染性软疣:传染性软疣是由传染性软疣病毒所致,属痘类病毒。传染性软疣也是外阴常见的病毒感染性疾病。性伴之间发病率较高。皮疹表现为半球形丘疹,表

面光滑,中央有脐凹,蜡样光泽,挤压有乳酪样物质挤出,为软疣小体。皮疹散在分布,不相融合,数目不等。

⑧ 汗管瘤:汗管瘤也常见于外生殖器,好发于女性大阴唇外侧或男性阴茎,表现为皮色的扁平丘疹,进行组织病理检查可与生殖器疣相鉴别。发生于外生殖器的汗管瘤往往有剧烈的瘙痒,而生殖器疣常常无明显的自觉症状。

⑨ 皮脂腺异位:可发生于男性龟头包皮处,女性小阴唇黏膜、大小阴唇间等处,表现为针帽至粟米大小,圆形,白色或淡黄色小丘疹,成群疏散分布,不融合,边界清楚。组织病理可与尖锐湿疣相鉴别。

尖锐湿疣为何易复发

尖锐湿疣的复发率很高,大量临床研究表明,尖锐湿疣治疗后复发时间集中在术后 3~6 个月内,随着时间的延长,复发的机会减少,尖锐湿疣复发的原因可能与下列因素有关:

① 病人的细胞免疫功能异常:经研究表明,肾移植术后长期口服排异药物的病人、艾滋病病人患尖锐湿疣的发病率明显上升,提示免疫功能缺陷的病人,尤其是以细胞免疫功能异常者,发生人乳头瘤病毒感染的机会大大增加。

② 尖锐湿疣的亚临床感染现象:由于人乳头瘤病毒潜伏感染使非皮损区产生新的临床和亚临床皮损,激光或冷冻治疗局部去除疣体后,通过伤口周围人乳头瘤病毒感染细胞修复创面过程,使原有的皮损区再发生新的皮损。

③ 病人的雌激素水平较高:聚合酶链反应研究显示,雌激素受体在妊娠期的尖锐湿疣组织中的数目与强度都高于非妊娠期尖锐湿疣组织,这一点与临床上妊娠期感染人

乳头瘤病毒后生长速度快与体积大吻合,说明雌激素与人乳头瘤病毒活动有关,是尖锐湿疣发生的辅助因素之一。

患了尖锐湿疣会自行消退吗

临床观察中发现,有10%~18%的尖锐湿疣会自行消退,许多学者对这种现象进行研究,认为人体的细胞免疫功能在尖锐湿疣消退中起了重要的作用。

儿童也会患尖锐湿疣吗

国内外许多文献都有儿童患尖锐湿疣的报道,发生部位以肛门常见,人乳头瘤病毒也会引起婴幼儿的喉头乳头瘤病,主要是人乳头瘤病毒6及11型感染引起。婴幼儿尖锐湿疣的发生可能是在分娩过程中,胎儿经过人乳头瘤病毒感染的产道或者出生后与患病母亲密切接触引起,也有部分儿童是由性虐待所感染的。有报道喉头乳头瘤病在剖宫产的婴儿中也有发生,所以进行剖宫产预防尖锐湿疣的作用尚不肯定,只有当疣体足够大阻塞产道并在分娩时易引起大出血的情况下,可进行剖宫产。

口腔怎么也会感染尖锐湿疣

国内外已有较多口腔尖锐湿疣病例的报道。推测口腔尖锐湿疣是由生殖器－口传播或手口自体接触而产生。由于性生活习惯的改变,口－生殖器接触现象已不罕见。也有报道非性传播者,包括从肛门生殖器病毒的自体接触,接触受污染的环境,及围生期从母亲至新生儿的传播。皮损常发在上唇、舌系带、舌背部或下唇，可单发也可多发，一般均呈乳头状隆起于唇、口腔底部、舌或齿龈等黏膜表面。皮损除了典型的临床表现外，必要时还可结合病理检查，有条件者尚可做聚合酶链反应检查以明确诊断。治疗时因口腔血供丰富，痛觉敏感，不适合冷冻治疗，而足叶草脂又禁用于口腔。因此，以二氧化碳激光或电灼为佳，也可手术切除。

性伴患了尖锐湿疣该怎么办

性伴患了尖锐湿疣，另一方应及时到医院检查或自查，当有可见疣体发现时，及早到医院治疗。如果没有明显的疣体出现，也可能有人乳头瘤病毒的亚临床感染，也要定期复查，检查时可采用5%醋酸辅助检查。

尖锐湿疣会影响后代吗

尖锐湿疣是由病毒引起的，不属于遗传性的疾病，所以不会遗传给子女。但是孕妇患了尖锐湿疣，分娩时新生儿通过产道或吸入带有病毒的分泌物而受到感染，增加了喉头乳头瘤病的危险性。

人乳头瘤病毒疫苗研究有何进展

人乳头瘤病毒疫苗分为预防性和治疗性疫苗。预防性疫苗对于暴露于人乳头瘤病毒的高危人群非常有益，可以预防感染和再感染。治疗性疫苗能引起特异性的细胞免疫,阻止皮损的发展,清除病灶,预防恶性肿瘤。

治疗尖锐湿疣期间应注意些什么

治疗期间病人要注意个人卫生。内衣裤与家人的衣物要分开清洗,可以用开水烫或太阳晒的方法进行消毒,治疗期间应避免性生活或坚持正确使用避孕套,以防传染给配偶。

患了尖锐湿疣应怎样治疗

如合并其他性病或局部感染,需要同时治疗以减少复发的可能性,有可疑的亚临床感染区可做5%醋酸的试验,活检病理检查,以便及早治疗,性伴同时患尖锐湿疣要同时治疗。

1.化学治疗

① 0.5%鬼臼毒素酊:局部外用,是世界卫生组织1990年推荐治疗尖锐湿疣的一线药物。1994年,国家卫生部防疫司推荐作为治疗尖锐湿疣的首选外用药,该疗法仅用于生殖器疣病人。可用棉签或涂药棒蘸药液搽于疣体,每日2次,连续3日,停药4日为1个疗程,如果疣体未脱落可进行第2个疗程治疗,必要时可用4个疗程,涂药的皮损要小于10平方厘米,每日鬼臼毒素用量不超过0.5毫升,第一次使用可请医生示范涂药的操作技术。其药理作用主要是抑制被人乳头瘤病毒感染细胞的有丝分裂,因而引起生殖器疣体坏死、脱落,以起到治愈的目的,妊娠期禁止使用鬼臼毒素。不良反应包括局部反应和全身反应,局部反应是用药部位会疼痛、糜烂、溃疡与水肿,停药或对症

处理可缓解。全身不良反应包括感觉异常、多发性神经炎、白细胞和血小板减少等。妊娠期禁用该药。

② 10%~25%足叶草脂：该药是一种复方安息香酊制剂，应避免全身吸收和防止其毒性。该药适用于疣体范围小于 10 平方厘米。每个疗程用量不超过 0.5 毫升，用药 1~4小时后彻底洗去。如果疣体未脱落，1 周后可重复用药，用药 6 次以后，疣体仍存在，应考虑改用其他治疗方法。妊娠期禁止使用足叶草脂。

③ 80%~90%三氯醋酸：使用需注意保护周围正常黏膜，并用滑石粉或碳酸氢钠去除末反应的酸，如果疣体未脱落，1 周后可重复用药，用药 6 次以后疣体仍存在，需改用其他疗法。

2. 局部物理治疗

可选择二氧化碳激光，电外科手术，冷冻，微波治疗等。二氧化碳激光是治疗尖锐湿疣使用较广的仪器，可准确作用于疣组织，对周围正常组织损害较少，不良反应少，对多数疣体可以一次治疗完。电外科术包治电灼术、电烙术、多功能电离子治疗机、高频电刀术等，适用于治疗数目少、皮损小，特别是有蒂的疣体。液氮冷冻需做多次治疗，治疗过程中，疼痛感明显，局部糜烂重，不适合用于肛管内尖锐湿疣的治疗。微波治疗操作简单，治疗时间短，病人痛苦较少，术中出血少，疗效较高，术后并发症少。无论是激光、电外科术或者冷冻、微波等物理治疗手段都是有效的治疗方法，临床上都可以选用，但不能控制复发。

3. 5%咪喹莫特乳膏

是新型外用免疫调节剂，通过诱导机体产生干扰素 α、β、γ 之类的细胞因子而发挥作用，还可刺激人乳头瘤病毒特异性 T 淋巴细胞免疫，杀死已感染人乳头瘤病毒的细胞，有一定的预防复发作用。治疗方法为隔天使用 1 次,每周3 次,用药 6~10 小时后用肥皂水清洗,最长可使用 16 周,治愈率达 50%~83%。

4. 光动力(ALA)疗法治疗尖锐湿疣

光动力称光动力疗法,是一种联合应用光敏剂及相应光源,运用光动力学反应,选择性的破坏病变组织,不破坏正常组织。尿道(外口)内的尖锐湿疣的治疗以往颇为棘手,其疣体对鬼臼毒素反应较差,局部切除术或电灼术可并发尿道狭窄或易复发。目前选择光动力疗法创伤小,治愈较高,复发率较低。

5. 联合治疗

在实际临床工作中,尖锐湿疣的复发率仍然很高。所以有学者提倡联合治疗。有其他的性病或伴有真菌、滴虫、细菌性阴道的病人应先治愈其他疾病,患有尖锐湿疣的性伴应同时治疗,使用 5% 醋酸检测疣体周围组织,以排除亚临床感染。治疗过程中应避免性生活,注意个人卫生。

孕妇应怎样治疗尖锐湿疣

由于妊娠期母体免疫功能抑制,激素水平异常,阴道分泌物增多,因而孕期尖锐湿疣增大迅速且疣体组织脆性大,如果阴道内的疣体体积巨大,经产道分娩还可导致大出血,经感染病毒的产道分娩也增加了患喉头乳头瘤病的危险性。所以,大多数学者建议孕期感染尖锐湿疣需要积极治疗,治疗可选用三氯醋酸、手术治疗或二氧化碳激光。由于喉头乳头瘤病在剖宫产的婴儿中也有发现,因而进行剖宫产预防新生儿的人乳头瘤病毒感染的作用不肯定,只有当疣体阻塞阴道,分娩时有导致大出血的可能时应进行剖宫产。

尖锐湿疣的随防

尖锐湿疣容易复发,通过涂药或激光等方法去除疣体后,病人还需到门诊定期随访,努力做到早发现及时治疗。由于尖锐湿疹与宫颈癌的密切相关,因此有人乳头瘤病毒感染的病人,建议进行宫颈人乳头瘤病毒检测并每年需进行宫颈涂片检查,以防宫颈癌发生。

阴道镜检查对
尖锐湿疣有何意义

人乳头瘤病毒感染与子宫颈癌的密切关系,目前宫颈癌发病仍居妇科肿瘤的首位,并且有年轻化的趋势。值得庆幸的是,宫颈癌的发生有一个漫长的病理过程,即从轻度、中度、重度的不典型增生到原位癌,再到浸润癌,历时十几年,所以早期发现、早期诊断、及时治疗对宫颈癌的预后非常重要。阴道镜是介于肉眼和低倍显微镜之间的内镜,在阴道镜直视下定位活组织检查能够提高活检的阳性率,与细胞学合用,能够早期发现诊断宫颈癌和癌前期病变,最大程度地减少人乳头瘤病毒感染对宫颈造成的不良后果。

生殖器疱疹

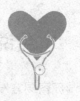

初发生殖器疱疹有哪些临床表现

初发生殖器疱疹是指病人第一次临床发作的生殖器疱疹。初发生殖器疱疹根据有无单纯疱疹病毒血清学证据，可分为原发感染与非原发感染。

原发感染指的是首次感染单纯疱疹病毒−2 或单纯疱疹病毒−1，血清中无抗单纯疱疹病毒抗体，生殖器部位出现疱疹性损害。潜伏期为 2~14 天，平均为 6 天。男性好发部位为龟头、冠状沟、包皮和阴茎；女性好发部位为大小阴唇、阴阜和阴蒂等。典型症状主要是在上述部位出现散在广泛分布的红斑、丘疹、水疱，数个、数十个或更多，1 周内成为脓疱、糜烂或溃疡。可伴有瘙痒、疼痛及腹股沟淋巴结肿大。在发病后的第 6~7 天，局部症状逐渐加重，到 10 天时达最严重。一般 3~4 周皮损消退，但可发生新的损害。全身症状发生率高，在疾病早期即可出现发热、头痛、不适及肌痛，在皮损发生后 3~4 天内达高潮，持续 3~4 天后逐渐消失，见于 68％女病人及 39％男病人中。首次感染单纯疱疹病毒的妇女，80％以上还可累及子宫颈和尿道，引起疱疹性尿道炎、疱疹性阴道炎、疱疹性宫颈炎，甚至盆腔炎性疾病等，可出现排尿困难，阴道、尿道异常分泌物，下腹痛及子宫附件压痛等。男性则可引起尿道炎、膀胱炎及前列腺炎等。

非原发的初发性生殖器疱疹指的是以往有单纯疱疹病毒感染但未发病，近期再次感染单纯疱疹病毒且发病者，血清抗单纯疱疹病毒抗体阳性。该型症状与原发感染相似，但比原发感染较轻，全身表现较少，排毒时间较短且愈合较快，一般1~2周可愈。

复发性生殖器疱疹临床有哪些特点

复发性生殖器疱疹是指初发生殖器疱疹临床痊愈后，经过一定时期再次发生生殖器疱疹。其临床表现与初发生殖器疱疹相似，但皮损较局限，排毒时间短，平均4天，故而病情较轻，病程较短。发病部位大多在原来损害部位，有单侧分布趋向。约50%病人复发前数小时至5天有前驱症状，表现为烧灼感、刺痛、蚁爬感和瘙痒等。约20%病人复发前有前驱症状，但随后症状消失而不出现皮损。许多复发性生殖器疱疹病人局部常不能见到簇集性水疱、脓疱等原发感染的典型损害，而是一经发现即是糜烂或即使见到水疱，也在数小时内破裂。病损数目轻者数个，重者可达20个，全身症状不常见。

值得一提的是，不同亚型单纯疱疹病毒感染者急性初发生殖器疱疹的临床过程相似，但复发率不同，单纯疱疹病毒–2感染的初发性生殖器疱疹中约90%在12个月内会出现1次复发（平均复发4次），而单纯疱疹病毒–1感染的初发性生殖器疱疹仅5%出现类似复发（平均复发次数小于1次）。不同个体及同一病人一生中生殖器单纯疱疹病毒–2感染的复发率变化很大。约有1/3生殖器疱疹病人不再复发,1/3 约每年复发 3 次,另 1/3 每年复发 3 次以上,多数病人 2 年后复发逐渐减少。

新生儿单纯疱疹病毒感染有哪些途径与临床表现

新生儿疱疹主要是在分娩过程中经软产道感染单纯疱疹病毒,约 10% 是在生后感染,只有 4% 系宫内感染。感染原因包括病毒宫内播散,胎儿分娩时接触病毒和一些医源性因素,如医护人员带病毒的手,未严格消毒的器械等。孕妇原发性口腔单纯疱疹病毒感染也可使新生儿受累。新生儿单纯疱疹病毒感染约 70% 由单纯疱疹病毒 −2 引起,可在生后 24~48 小时就有异常表现,也可在 1 个月内出现症状。部分新生儿感染单纯疱疹病毒无任何临床症状,有症状者可表现为发热、低体温、纳差、皮损、结膜炎、角膜炎,并可伴有黄疸、发绀;累及到中枢神经系统时,可有呕吐抽搐。病情凶险,不经治疗,病死率达 65%,存活儿几乎都遗留神经系统损害,如脑积水、失明、听力损害等,只有不到 10% 的患儿能正常发育。

患了生殖器疱疹需做哪些检查

目前,生殖器疱疹的常用实验室诊断技术包括以下几个方面:

① 病毒分离培养和分型:该法敏感性高,特异性强,是生殖器疱疹实验室诊断的"金标准"。原理是将病毒接种于敏感细胞系,如非洲绿猴肾细胞,乳地鼠肾细胞,人胚胎细胞等,48~72 小时见到特征性的细胞致病作用,即可判定

为阳性。临床标本可以来自皮损、尿道内、宫颈管。临床标本的来源部位和疾病的病程影响病毒分离培养的敏感性，采用斑丘疹、水疱、脓疱、溃疡、结痂性皮损标本，做病毒分离培养的敏感性分别为25％、94％、87％、70％和27％。

病毒培养的初步结果可通过免疫学方法（如免疫荧光法、免疫酶法、酶联免疫吸附试验等）和分子生物学方法（如DNA限制性内切酶图谱、DNA探针分子杂交技术）来进行鉴定和病毒分型。通常使用单克隆抗体免疫荧光试验或酶免疫试验进行分型，该法精确且简单，但实验室条件要求较高。

② 分子生物学检测法：包括聚合酶链反应（PCR）和核酸杂交技术。聚合酶链反应是成人及新生儿疱疹性脑膜炎的首选实验室诊断方法。该法较病毒分离培养法及脑脊液病毒抗体检测更为敏感，且可同时对病毒进行分型。核酸杂交技术是应用DNA杂交技术检测病毒DNA，其敏感性和特异性相当于免疫荧光法。这两种方法共有的缺点是实验室操作中可因污染造成假阳性。

③ 细胞学检查：在皮损基底部取标本，用巴氏或瑞特－吉姆萨染色法染色后，在光镜下观察，在感染细胞中出现胞质空泡，气球样变，细胞融合成多核巨细胞，有时见特征性的细胞核内包涵体。这种检查的敏感性只有抗原检测法、DNA检测法或病毒分离培养法的敏感性的50％～70％，而且不具特异性。

④ 抗原检测：用免疫学技术检测病毒抗原是目前最常用的快速诊断方法。这些方法均以特异性抗病毒抗体为基础，包括直接免疫荧光试验、免疫酶染色和酶联免疫吸附试验（ELISA）。这些方法的敏感性可达病毒分离培养法的70％～90％。但其前提是要选择质量高、特异性好的试剂。

⑤ 血清学检测:血清学诊断检测单纯疱疹病毒抗体的方法较多,包括补体结合试验、中和试验、被动血凝试验、间接免疫荧光试验、免疫酶试验、放射免疫试验、酶联免疫吸附试验、免疫印迹试验(WBA)。这些方法中,以中和试验和间接免疫荧光试验使用较多,主要用于回顾性诊断原发性感染,对恢复期或复发性生殖器疱疹的诊断意义不大。

近年来发展的病毒感染的型特异性血清学诊断方法(主要是 WBA 和一部分酶联免疫吸附试验),采用病毒的型特异性的糖蛋白 G(gG-1 和 gG-2)为抗原,可敏感特异性检测并区分血清中的抗单纯疱疹病毒-1 型病毒和抗单纯疱疹病毒-2 型病毒抗体。理论上可发现亚临床感染和潜伏感染,但不能区分口唇感染和生殖器感染。

生殖器疱疹有哪些组织病理表现

生殖器疱疹的组织病理有如下特征:基本损害为局部坏死,受侵细胞示细胞内水肿,表皮内水疱形成,气球状变性,核染色质边移,核内有嗜酸性包涵体,周围可见多核巨细胞。有溃疡时可见角质形成细胞坏死及明显溶解。水疱形成时主要为单一核细胞浸润,水疱破溃时有多形核浸润。

怎样诊断生殖器疱疹

诊断生殖器疱疹主要依据以下 3 点:a. 有婚外性生活史或配偶患生殖器疱疹史。b. 具有典型的临床表现。c. 不典型的病例有条件时可进行细胞学方法、培养法及抗原检查法等以辅助诊断。

何谓生殖器疱疹

生殖器疱疹（GH）又称阴部疱疹，是由单纯疱疹病毒（HSV）引起的生殖器部位皮肤黏膜感染的一种性传播疾病。临床上以生殖器及肛门部位的疼痛性、集簇性小水疱为特征，严重者可伴有尿道炎和发热、乏力、肌痛等全身症状。

生殖器疱疹的流行情况

生殖器疱疹的发病率在全球范围内有逐年升高趋势，各地的生殖器疱疹患病情况各不相同。据世界卫生组织估计，全球每年新发病例 2 000 万，美国每年报道的新病例为 50 万，其发病率在性病中仅次于淋病和梅毒。血清学调查证明，单纯疱疹病毒 –2 中和抗体水平在 14~29 岁之间上升，与此时期内性接触机会增加有关。女性性工作者中抗单纯疱疹病毒 –2 抗体阳性者高达 70%。国内近 10 年来该病的发生率增加 10 倍以上，但各地报道的病例数有较大的差异。可能与生殖器疱疹多数病例为亚临床无疱疹表现，或症状不典型未识别而被漏诊有关，因此报道的病例只是一部分临床有症状的病人。在性生活活跃的人群中，约有 30% 的人患过生殖器疱疹，尤其是在青年人中，该病的发病率越来越高。

生殖器疱疹有哪些病原体

生殖器疱疹是由单纯疱疹病毒（HSV）感染所引起。单纯疱疹病毒分为两型即单纯疱疹病毒－1和单纯疱疹病毒－2。两型基因组同源系列约50％，相关糖蛋白中除单纯疱疹病毒－1gG和单纯疱疹病毒－2gG分别具有特异性抗原决定簇外，其他结构基本相似。但两型在生物学、自然病史和免疫反应等方面有明显差别。单纯疱疹病毒－1通过呼吸道、皮肤和黏膜密切接触传染，主要引起口唇、咽、眼及皮肤感染，导致口唇或颜面部的疱疹。但近年来发现，随着人们性行为方式的改变，尤其是口交行为的增多，单纯疱疹病毒－1型病毒引起的生殖器疱疹正在逐日上升。单纯疱疹病毒－2则是生殖器疱疹的主要病原体（占90％），主要通过性接触传染，引起原发性生殖器疱疹。同样，单纯疱疹病毒－2型病毒引起的口唇疱疹也有报道，这可能与口－阴交性行为有关。

生殖器疱疹有哪些传染源

人类是单纯疱疹病毒唯一的自然宿主。生殖器疱疹的传染源是有症状的病人和无症状感染者。国外资料显示，在血清抗单纯疱疹病毒－2抗体阳性者中，60％是有症状但是未被识别出来的生殖器疱疹病人，20％有典型症状，20％为无症状的亚临床感染者。所以，不典型症状的病人是该病的主要传染源。在有症状时，传染性强，而无症状感染者及复发性病人的无症状期也可有传染性。

生殖器疱疹有哪些传播途径

生殖器疱疹的传播途径有：a. 性接触传播，这是主要传播途径，包括生殖器性交、口交和肛交。b. 母－婴及母－胎儿间传播,包括宫内感染,因羊膜早破而发生逆行感染及经产道感染。c. 间接接触,少数可通过密切接触日常生活用品而发生感染。

生殖器疱疹发病有哪些机制

与感染者性接触时,性器官皮肤黏膜受到摩擦,病毒颗粒即可通过肉眼不能发现的微小裂隙进入皮肤黏膜角质形成细胞中,在细胞内复制繁殖,并直接播散到周围细胞。被感染的细胞破坏溶解,引起炎症反应,局部形成红斑、水疱等临床表现。随后,机体产生免疫应答来清除入侵的病毒,包括产生抗体、特异性细胞毒性 T 细胞及迟发性超敏反应。其中,特异性 T 细胞对保护性免疫是最重要的。单纯疱疹病毒原发感染后 1 周左右,血中出现中和抗体,可阻止病毒持续性感染,抗体水平高时可阻止病毒侵犯神经系统。机体通过多种免疫应答清除疱疹病毒,使机体康复,但不能彻底消灭病毒。逃避了机体防御的病毒沿周围神经轴索进入骶神经节中长期潜伏,引起潜在性感染,为将来的复发留下隐患。当机体受各种诱因刺激时,潜伏的单纯疱疹病毒可被激活,沿神经轴索返回所支配的皮肤黏膜,引起复发性感染。

生殖器疱疹复发
有哪些原因和诱因

单纯疱疹病毒具有在神经节或神经根中形成潜伏感染的特性,潜伏感染是生殖器疱疹复发的根本原因。单纯疱疹病毒逃避宿主防御,形成潜伏感染的机制主要有:

a. 单纯疱疹病毒可在细胞间传播而不需要进入细胞外环境。b. 可在神经节细胞发生潜伏性感染。c. 可逃避宿主的自然防御系统,即巨噬细胞,自然杀伤细胞及干扰素的吞噬和杀伤。单纯疱疹病毒之所以能在神经节或神经根中形成潜伏感染,是因为神经细胞中缺乏一种单纯疱疹病毒在繁殖过程中必需的特异性转录酶,于是潜伏病毒以一种休眠状态存在于宿主细胞染色体外或融合于宿主DNA中。一旦病人受了诱因的刺激,神经细胞便会形成该转录酶,激活潜伏的病毒,重新复制活跃起来,且沿着受累神经下行,返回经常受累部位的皮肤黏膜引起皮损的复发。

潜伏病毒能在任何时候被激活并进入复制循环。引起复发的诱因有多种多样,已观察到与之有关的诱因,包括发热、日晒、损伤、月经、情绪激动、手术等刺激。但有些病人往往找不到复发的诱因。机体免疫力低下、缺陷及人类免疫缺陷病毒感染可引起生殖器疱疹频繁复发。

生殖器疱疹一定有"疱"吗

可能有人认为,顾名思义,生殖器疱疹一定有水疱。其实,生殖器疱疹不一定有水疱。初次发病者中水疱多见,但复发病人常无明显的水疱。而且生殖器疱疹的皮损表现多种多样,可以是典型的集簇性水疱、脓疱、溃疡及结痂,也可以是红斑、丘疹、裂隙、硬结、毛囊炎、类似皮肤擦破、包皮龟头部红肿渗液等不典型损害。此外,无症状亚临床感染者更为普遍。

何谓单纯疱疹病毒肛门直肠炎

单纯疱疹病毒肛门直肠炎是指由单纯疱疹病毒感染引起的肛门直肠炎，大多见于有肛交行为的病人，还可见于无肛交史者，由骶神经节单纯疱疹病毒感染、活化及排毒所致，也可发生于病人用手触摸引起自体感染所致。单纯疱疹病毒肛门直肠炎可能是原发的，也可能是复发的，是男性非淋菌性直肠炎最常见的原因。临床症状包括肛门直肠红肿疼痛，糜烂渗液，肛门瘙痒，感觉异常，排出分泌物，里急后重感及便秘等，常伴发热，不适，肌痛。肠镜检查可见直肠黏膜充血、出血及溃疡，大多限于直肠下段 10 厘米范围。艾滋病病人可发生广泛的肛门疱疹或直肠炎。

生殖器疱疹会有哪些并发症

生殖器疱疹并发症主要与病毒的局部蔓延和血行播散有关，常见于免疫缺陷者，女性比男性更易发生。可分为原发性生殖器疱疹并发症和非原发性生殖器疱疹并发症。原发性生殖器疱疹并发症可以有无菌性脑膜炎，骶部自主神经功能障碍，脊髓炎；急性尿潴留，上泌尿生殖道感染；播散性皮肤感染、肝炎、关节炎等。非原发性生殖器疱疹并发症不常见，可有外生殖器部位色素减退和瘢痕，女性还可能发生宫颈癌等。

生殖器疱疹与人类免疫
缺陷病毒感染有何关系

单纯疱疹病毒所致的生殖器破溃，可促进人类免疫缺陷病毒传播，人类免疫缺陷病毒感染者在单纯疱疹病毒再激活或原发感染时，可刺激人类免疫缺陷病毒复制，加速发生免疫抑制及进展到艾滋病。

人类免疫缺陷病毒感染者机体免疫力降低，使生殖器疱疹发作更频繁，持续更久，病毒更易耐药。临床上具有以下特点：a. 临床表现严重，持续时间长，症状不典型，可表现为慢性持续性、广泛性、多发性溃疡。b. 复发更频，排毒时间更长，可达 30 天以上。c. 并发症多且重，常合并细菌和真菌感染，易发生疱疹性脑膜炎和播散性单纯疱疹病毒感染，引起角膜、气管、支气管、肺、食管、心包、肝、脑等多器官损害。d. 治疗较困难，治疗时间长，对阿昔洛韦疗效差，易耐药，常需进行抗病毒抑制治疗。

孕妇生殖器疱疹对妊娠有何影响

孕妇生殖器疱疹的临床表现与非孕妇病情相似，但复发次数增加，除了发生皮肤黏膜损害外，容易发生内脏器官播散性感染。单纯疱疹病毒感染可对胎儿和新生儿产生不良影响。经研究表明，初发生殖器疱疹与复发性生殖器疱疹相比较，传播给胎儿概率相差较大，原发性生殖器疱疹的孕妇胎儿的感染率在 20%~50%；复发性生殖器疱疹的孕妇血中有中和抗体，感染率较低，为 0%~8%。妊娠早期感染单纯疱疹病毒胎儿常有先天畸形，如小头、小眼、患儿智力低下；妊娠后期感染单纯疱疹病毒，约 50% 新生儿会发生感染，单纯疱疹病毒孕妇初发生殖器疱疹，尤其原发生殖器疱疹可导致流产、早产、低体重儿，甚至死胎。

生殖器疱疹需与
哪些疾病相鉴别

生殖器疱疹需与下列这些疾病相鉴别:

① 硬下疳:大多在不洁性交后 2~3 周发病,不痛不痒;早期损害为红色或暗红色丘疹,以后破溃形成溃疡,直径 1~2 厘米,质硬,周边稍隆;损害基底或边缘渗出液能检出梅毒螺旋体。

② 软下疳:常在不洁性交后 1~6 天发病;自觉患处疼痛;早期损害为疼痛性红色斑丘疹、丘疹或小脓疱,以后破溃形成疼痛性较深的溃疡,基底软,边缘不整齐,触之易出血;溃疡灶基底或边缘渗出液能培养出杜克雷嗜血杆菌。

③ 固定红斑性药疹:常常由于口服磺胺类药物或止痛类药物引起;发生于阴部者,常有红肿、破溃、糜烂,也有复发,水疱不成簇,愈后有色素沉着;查不到单纯疱疹病毒。

④ 白塞病:常有口腔和生殖器溃疡,皮肤结节性红斑,眼部损害;生殖器溃疡大而深,持续时间长;皮肤病理示血管性病变;查不到单纯疱疹病毒。

⑤ 龟头包皮炎:初起潮红、糜烂,但很少出现水疱。可有渗液,包皮水肿不能上翻,有时有脓性分泌物。依据不同的病因可分为外伤性龟头炎、接触性龟头炎、感染性龟头炎、念珠菌性龟头炎、阿米巴性龟头炎、滴虫性龟头炎和浆细胞性龟头炎等。

医生对生殖器疱疹病人
会进行哪些治疗

对于生殖器疱疹的治疗,目前还有很多问题没有解决,治疗还不能彻底清除病毒,也不能阻止疾病的复发。治疗的目的在于缓解症状,减轻疼痛,缩短病程,减轻传染性,缩短排毒时间,防止继发感染及缓解病人心理负担,预防和减少复发。

生殖器疱疹有哪些治疗原则

① 及时足量使用抗病毒药物,以减轻症状、缩短病程和控制疱疹的传染和复发。

② 保持创面清洁干燥、防止继发感染。

③ 增强机体免疫力,以减少和预防复发。

④ 解痉止痛。

⑤ 解除病人心理负担。

治疗生殖器疱疹有哪些方法

① 一般治疗:a. 保持疱壁完整、清洁与干燥,每天用生理盐水冲洗 2~3 次,吸干。b. 若疱壁已破,涂以抗生素软膏或霜剂,继发感染时选用敏感的抗生素治疗。c. 局部疼痛明显时,可用 2%~5% 利多卡因软膏。d. 生活规律,避免劳累、熬夜和饮酒。

② 系统抗病毒疗法:是目前治疗生殖器疱疹的主要方法。现在临床上常用有效的药物主要有阿昔洛韦、伐昔洛韦、泛昔洛韦。

对于阿昔洛韦耐药的病毒,可选用膦甲酸钠、利巴韦林,有一定疗效。

生殖器疱疹首次临床发作应怎样治疗

生殖器疱疹首次临床发作可采用以下方案之一治疗：a. 阿昔洛韦：口服，每次 200 毫克，每日 5 次，或每次 400 毫克，每日 3 次，连服 7～10 日。b. 伐昔洛韦：口服，每次 500 毫克，每日 2 次，连服 7～10 日。c. 泛昔洛韦：口服，每次 250 毫克，每日 3 次，连服 7～10 日。有疱疹性直肠炎及口炎、咽炎者，可适当增大剂量或延长疗程。

复发性生殖器疱疹应怎样治疗

复发性生殖器疱疹的治疗，最好在出现前驱症状或损害出现 24 小时内，采用以下方案之一治疗：a. 阿昔洛韦：口服，每次 200 毫克，每日 5 次，或每次 400 毫克，每日 3 次，或每次 800 毫克，每日 2 次，连服 5 日。b. 伐昔洛韦：口服，每次 500 毫克，每日 2 次，连服 5 日。c. 泛昔洛韦：口服，每次 250 毫克，每日 3 次，连服 5 日。

频繁复发的生殖器疱疹应怎样治疗

生殖器疱疹频繁复发指 1 年内复发 6 次以上，可用病毒抑制疗法：a. 阿昔洛韦：口服，每次 400 毫克，每日 2 次，一般连服 4 个月至半年。b. 伐昔洛韦：口服，每次 300 毫克，每日 1 次，一般连服 4 个月至半年。c. 泛昔洛韦：口服，每次 125～250 毫克，每日 2 次，一般连服 4 个月至半年。

该法可减少75%的复发次数，但不能阻断病毒的无表现排毒。对生殖器疱疹频繁复发还应注意心理疏导。

生殖器疱疹重症感染应怎样治疗

生殖器疱疹重症感染及出现尿潴留、脑膜炎等并发症时，需住院治疗，可采用以下方案之一：a.阿昔洛韦：每次每千克体重5~10毫克，静脉滴注，每8小时1次，连用5~7日或直至临床症状消退。b.更昔洛韦：每次每千克体重5毫克，静脉滴注，每日1次，连用5~7日或直至临床症状消退。

合并人类免疫缺陷病毒感染的生殖器疱疹应怎样治疗

治疗合并人类免疫缺陷病毒感染的生殖器疱疹应注意增加药量，如阿昔洛韦：1 200~2 000毫克，每日分3~5次口服；伐昔洛韦：1 000毫克，每日分2次口服；持续给药至临床表现消失。严重感染可用阿昔洛韦：每次每千克体重5~10毫克，静脉滴注，每8小时1次，连用5~7日或直至临床症状消退；用阿昔洛韦皮损无改变，则考虑阿昔洛韦耐药，可用膦甲酸钠每千克体重40毫克，静脉滴注，每8小时1次，连用5~7日，直至临床症状缓解；西多福韦也可用于阿昔洛韦耐药者，但其长期应用可能有潜在的致癌性，且静滴可能有肾毒性，故以短期局部用药为主。

孕妇生殖器疱疹应怎样治疗

系统性应用阿昔洛韦、伐昔洛韦、泛昔洛韦，对孕妇的安全性尚未确定。从已有的资料来看,在妊娠初 3 个月使用阿昔洛韦治疗,并未增加胎儿畸形的危险性。对于初发生殖器疱疹的孕妇应予以阿昔洛韦治疗,根据具体临床症状选用口服或静脉滴注,剂量与非孕妇相同。对于频繁复发或新近感染者,在妊娠近足月时,可进行阿昔洛韦治疗,以减少活动性损害的出现,从而降低剖宫产率。对于既往有生殖器疱疹复发史,但妊娠近足月时无复发迹象者,可不进行阿昔洛韦治疗。

新生儿单纯疱疹病毒
感染应怎样治疗

新生儿单纯疱疹病毒感染造成的中枢神经系统病变是引起新生儿死亡的主要原因,应及早诊断,积极治疗。常用阿昔洛韦每日每千克体重 30~45 毫克,最大剂量每日 60 毫克,静脉滴注,疗程 21 日,或至症状消退;或用阿糖腺苷每日每千克体重 30 毫克,持续静脉滴注 12 小时,疗程 14 日。单纯疱疹病毒感染的新生儿还应注意隔离。

阿昔洛韦有哪些不良反应

阿昔洛韦的不良反应少而轻,是治疗生殖器疱疹有效安全的药物,口服主要不良反应有恶心、呕吐、腹泻等胃肠道症状。偶见发热、头痛、皮疹、低血压等,停药后症状迅速消失。部分病人静脉注射后发生静脉炎以及血清天门冬氨酸氨基转移酶(谷草转氨酶)活性升高。大剂量静脉滴注可引起尿结晶而致肾小管阻塞,肌酐和尿素氮升高。外用可出现疼痛等一过性局部刺激症状。

患有生殖器疱疹的孕妇
应采取何种分娩方式

患有生殖器疱疹的孕妇采取何种分娩方式应据病情而定，在产前尤其是分娩时要注意生殖器部位有无疱疹性皮损和症状。对于无症状者，可经阴道分娩，但分娩后需密切监测新生儿是否出现发热、昏睡、吃奶差、抽搐或发生皮损，以便及时处理。对于有疱疹性皮损或症状者，在无禁忌证的前提下，在破膜之前进行剖宫产术。总之，应权衡经产道分娩传染的危险性与母亲剖宫产带来的危险性。

怎样预防生殖器疱疹

预防生殖器疱疹的主要措施有：

① 严格遵守一夫一妻制：不搞婚外性行为，反对卖淫嫖娼。

② 发作期禁止性生活：缓解期尚未确认已治愈之前要进行性生活者应合理使用避孕套，以减少传染的机会；阴茎套等屏障式避孕措施可大大减少生殖器疱疹（尤其是无症状生殖器疱疹）传染的危险性，但有皮损时性交，即使使用阴茎套也可能感染。

③ 频繁复发的病例：在前驱症状出现时，口服阿昔洛韦、伐昔洛韦或泛昔洛韦，可减轻病情或防止复发，还要注意休息，不劳累，睡眠充足，精神放松，注意保暖，保持心情平和，不喝酒，不吸烟，不吃各种辛辣食物，要多吃富含维生素、蛋白质的食物。

④ 性伴同治：性伴一方患有生殖疱疹，应动员另一方

及时进行检查,有临床表现者,应同时治疗。

⑤ 注意休息,劳逸结合,避免饮酒:因此,和其他性病一样,洁身自爱,杜绝多性伴,是预防生殖器疱疹的根本措施。

生殖器念珠菌病

女性患了念珠菌性外阴阴道炎会有哪些临床表现

大约75％的妇女在她们的一生中至少经历一次念珠菌性阴道炎的发作,40％~45％将经历两次或以上发作,少数女性(小于5％)患有反复发作的念珠菌性阴道炎。病人最常见的不适症状为外阴瘙痒、红肿,甚至灼痛而坐卧不安,严重的产生尿痛,阴道分泌物增多,黏稠如乳酪样或伴有白色豆腐渣样小块。用扩阴器检查,阴道壁黏膜充血水肿,有白色假膜或斑点,不易脱落,强行剥离后,黏膜上可见出血点。外阴检查发现外阴红肿,抓痕,长期患病外阴皮肤出现湿疹化。

男性患了念珠菌感染有哪些临床表现

念珠菌在男性主要引起包皮龟头炎,表现为包皮龟头上轻度潮红,光滑干燥,周边也有散在的红色小丘疹,可伴有白色奶酪样斑片,当侵及尿道时,可有尿痛等尿道炎症状。

生殖器念珠菌病
有哪些实验室检查

① 直接镜检法:女性病人用消毒棉拭子取阴道深部的分泌物,男性病人刮取患处皮屑,涂在玻片上,加一滴生理盐水或10％氢氧化钾溶液,覆上盖玻片,略加热,置于显微镜下,可以看到孢子和假菌丝。

② 染色法:取分泌物涂片革兰染色后,显微镜观察,可找到孢子和假菌丝,阳性率高于直接镜检法。

③ 培养法:取分泌物或皮屑接种于沙氏培养基上,放入37℃温箱,24~48小时后观察,有大量小圆菌落生长,挑少许革兰染色后镜下观察,可见大量芽生孢子。阳性率可达95％。

患了生殖器念珠菌病
应怎样诊断

主要依据病人的症状和体征。女性病人出现白带多,外阴瘙痒,出现奶酪样或豆渣样白带。男性病人包皮龟头处出现红斑,常带有乳酪样斑片。白带在显微镜下检查找到真菌的孢子与假菌丝,刮取龟头皮损鳞屑的直接镜检发现菌丝,如有可疑,可做真菌培养,阳性率高,可分离不同菌株,有利于治疗。

何谓生殖器念珠菌病

生殖器念珠菌病主要是由白念珠菌,偶然有其他念珠

菌引起。在女性最常见为外阴阴道炎,男性表现为龟头炎,少数也可引起尿道炎。

哪些人易患生殖器念珠菌病

念珠菌是一种条件致病菌。念珠菌存在于土壤、食物、动物及健康人的口腔、消化道、阴道及皮肤黏膜上,一旦人体抵抗力下降或阴道局部环境改变时,念珠菌大量繁殖,产生症状。阴道上皮防御功能破坏易于(产生)念珠菌的感染和繁殖,过度的阴道冲洗导致上皮肿胀、破损,游泳池中的氯气、卫生棉条、不合格的卫生巾可引起阴道上皮过敏,使霉菌容易繁殖。来自女性肛门周围的念珠菌的交叉感染。此外,妊娠、糖尿病、服用避孕药,可以增强念珠菌对阴道上皮的黏附力,促进其繁殖。长期服用抗生素,不良的阴道冲洗习惯改变了阴道的菌群,从而诱发念珠菌感染。另外,一些年轻的妇女常穿紧身化纤内衣裤,使阴部长期潮湿,透气不佳,不注意个人卫生,均有利于念珠菌的繁殖。患有消耗性疾病或艾滋病病人、长期使用激素和免疫抑制剂的病人,其免疫功能下降,导致生殖器念珠菌病的发生。

生殖器念珠菌病是性病吗

生殖器念珠菌病不属于性病,但可以通过性生活传染给性伴。除了病人本身肠道产生的念珠菌的感染或污染物间接传播,性伴间可以互相传染。有念珠菌感染的母亲,其新生儿也可发生口腔或阴道的念珠菌病。

患了生殖器念珠菌病会复发吗

有可能,有些病人是由于没有完成整个疗程的治疗或性伴的传染引起。另外,有糖尿病史,使用激素等免疫抑制剂和广谱抗生素,使用避孕药以及艾滋病病人都有可能引起生殖器念珠菌病的复发。

何谓复发性念珠菌性外阴阴道炎

通常是指每年发作4次或4次以上的有症状性的念珠菌性外阴阴道炎,累及一小部分的妇女(小于5%),其自然病程和发病机制目前还不清楚,大多数妇女无明显的易感因素或潜在的疾病。

孕妇为何易患念珠菌性外阴阴道炎

妊娠期的念珠菌性外阴阴道炎非常多见,孕妇由于体内激素分泌的变化,使阴道上皮细胞内的糖原增加,糖原分解为葡萄糖后,可促进念珠菌繁殖。阴道内酸碱度和糖原改变了阴道内环境,使念珠菌容易黏附于阴道上皮细胞上,增强其致病力。因此,孕妇容易患念珠菌性外阴阴道炎。

念珠菌性外阴阴道炎对孕妇有危害吗

一般情况不会有问题。但是当你怀疑得了念珠菌性外

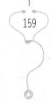

阴阴道炎时,应去医院就诊,因为有许多阴道用药在妊娠的前3个月不能使用,分娩时,婴儿通过被念珠菌感染的产道时,可能会患上鹅口疮、阴道感染。

阴道炎与念珠菌性外阴阴道炎应怎样鉴别

① 细菌性阴道炎:是由阴道加特纳菌、厌氧菌或其他微生物所导致的阴道炎,阴道分泌物呈灰白色,均匀一致,稀薄,有点咸鱼腥味,镜检可找到线索细胞。

② 滴虫性阴道炎:是由阴道毛滴虫引起的一种炎症性疾病,在女性引起滴虫性阴道炎(男性滴虫病)。临床表现为阴道分泌物黄绿色或黄白色,泡沫状,有腥臭味,宫颈充血水肿,宫颈上皮广泛糜烂,点状出血,外阴红肿瘙痒,显微镜湿片镜检有活动性的滴虫。

③ 老年性阴道炎:是由于体内雌激素下降所致,分泌物增多呈浆液样黄色,有时带有血丝,阴道黏膜萎缩充血,有小出血点或糜烂面。

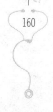

孕妇和需阴道手术的女性为何必须治疗念珠菌性阴道炎

孕期出现念珠菌性阴道炎可增加流产、早产、产褥期感染以及新生儿鹅口疮或尿布皮炎的发病率。因此,孕妇患有念珠菌性阴道炎需要积极治疗,已有临床资料表现,孕期3个月以后使用咪康唑、克霉唑、制霉菌素栓剂,对孕妇和新生儿无不良影响。

准备做阴道手术,如人工流产、药物流产、放环、取环或诊断性刮宫等妇女,如患有念珠菌性阴道炎,阴道内还可伴有其他的细菌感染,并有大量的白细胞,阴道上皮充血或有出血点,甚至糜烂面。如不治疗,在手术或流产过程中,有可能将上述病菌带入子宫腔内,加上手术对宫腔的创伤和妇女疫免力下降,术后可发生子宫腔内发炎或引起输卵管炎而影响今后生育。

患了生殖器念珠菌病应怎样治疗

可选用咪唑类抗真菌药物,如克霉唑栓剂(凯妮汀阴道片),咪康唑栓剂(达克宁栓剂),制霉菌素栓剂(咪可啶泡腾片)置于阴道内,都可见效,外阴炎者可局部使用抗真菌霜剂或软膏,如达克宁霜剂。小部分复发性生殖器外阴阴道炎的病人除了使用阴道栓剂治疗外,还可口服抗真菌药,如伊曲康唑200毫克,每日2次,共3日,或氟康唑150毫克/次,每周1次,但是口服抗真菌药对肝脏有潜在的毒性,需咨询医生。对有念珠菌性包皮炎的病人,也可用咪唑类霜剂或特比萘芬类霜剂,并发尿道炎口服抗真菌药物。对顽固性、复发性的生殖器念珠菌病要做药敏试验,以便选择有效治疗药物。

怎样预防生殖器念珠菌病

如患有糖尿病、肿瘤或使用皮质激素、免疫抑制剂或广谱抗生素可造成对念珠菌的易感,应采取预防措施控制或避免。女性病人的性伴如患有龟头炎应治疗,男性病人应检查并治疗女性性伴。治疗期间避免性生活。包皮长或包茎容易发生念珠菌感染,应保持局部清洁干燥,必要时进行包皮环切术。

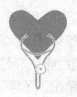

滴虫病

女性患了阴道毛滴虫病会有哪些症状

阴道毛滴虫病最主要的症状是白带增多。白带一般为黄白色或灰黄色,偶尔为脓性黄绿色,常伴有泡沫,质地稀薄、有腥臭味,严重时可混有血丝,甚至可见赤带。症状往往于月经前后、妊娠、疲劳或房事后加重。检查可见阴道及子宫颈黏膜充血、肿胀,呈鲜红色,有斑点、出血点和草莓状突起;后穹窿部可见大量脓性泡沫状分泌物;常伴有下腹酸痛,性交时有疼痛感。分泌物可经阴道口流向外阴,刺激外阴部引起滴虫性外阴炎,表现为外阴和阴道口瘙痒及灼热感,甚至有阴道口疼痛。病人常因搔抓外阴而致继发湿疹样改变,检查时可发现外阴局部有糜烂、水肿、渗出、结痂和抓痕。阴道滴虫若寄生在女性尿道或膀胱内,可出现尿频、尿急、尿痛和间歇性血尿。病情严重时偶可上行感染引起膀胱炎、肾盂肾炎。久患毛滴虫性阴道炎者,还可引起不孕。少数阴道内有滴虫而无症状者,称为带虫者(占10%)。也有些病人经过一定的时间后,症状可逐渐消失而成为带虫者。因此,在性传播疾病门诊中给病人查阴道滴虫可列为常规。

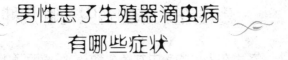

男性患了生殖器滴虫病有哪些症状

当毛滴虫仅仅侵犯男性前尿道，大多无症状，或仅有轻微症状，如一过性尿道炎，常常不被发现而漏诊。如毛滴虫侵犯后尿道或前列腺时，可发生排尿痛、尿道口有痒感，排尿时加重；或尿道口有脓性分泌物，但量很少；包茎者偶有龟头炎。

诊断阴道毛滴虫病需做哪些实验室检查

阴道毛滴虫的诊断通常是阴道或尿道分泌物镜检，直接找阴道毛滴虫，是最实用和最可靠的检查方法，包括悬滴法和染色涂片法两种。但该方法的敏感性仅为60％~70％。

阴道毛滴虫培养是目前最敏感的商品化诊断方法，检出率可达90％~93％。尤适用于男性、症状轻微者、无症状携带者或慢性感染者。

何谓滴虫病

滴虫病是由滴虫或称毛滴虫所致疾病的统称。临床上的滴虫病，主要指阴道毛滴虫所引起阴道毛滴虫病。据世界卫生组织（WHO）统计，全世界每年大约有1亿人发病。由于该病可通过性接触传染，阴道毛滴虫病被世界卫生组织划为性传播疾病。女性患有阴道毛滴虫病，往往表现为阴道异常分泌物，并常伴有外阴瘙痒等症状；男性也可感染阴道毛滴虫，但大多无症状或症状轻微。

寄生在人体的滴虫有哪几种

寄生在人体的滴虫共有 3 种:a. 阴道毛滴虫:寄生阴道、尿道与前列腺,主要引起滴虫性阴道炎。b. 人毛滴虫:寄生于肠道,引起肠道滴虫病。c. 口腔毛滴虫:寄生于口腔,齿垢及蛀穴,引起口腔滴虫病。

阴道毛滴虫病有哪些病原体

阴道毛滴虫病的病原体是阴道毛滴虫。毛滴虫是一种寄生虫,常寄生于人类的阴道中。在动物接种试验中,除了猴子阴道外,其他动物的阴道都不适宜于它的生长。在显微镜下可以清楚地看到阴道毛滴虫,透明无色、运动活泼,呈梨形,水滴状,长为 10~30 微米,头部有 4 根与虫体等长的鞭毛,用于爬动和探路;体部呈梨形,长 10~30 微米,宽为 5~15 微米,一般比白细胞大 2 倍。虫体腹面可波动,使虫体做螺旋式运动。毛滴虫的伸缩能力很强,常能改变其形体穿过阻碍物。虫体的前 1/3 处有细胞核,静止时为椭圆形,有明显的核膜,核质具有分布均匀的染色质,并有轴柱伸出尾部。毛滴虫仅有滋养体期而无包囊期,以二分裂或多分裂方法进行繁殖。

阴道毛滴虫对环境
有怎样的适应性

阴道毛滴虫对不同的环境适应力很强,能在 25~42℃条件下生长繁殖,3~5℃的低温可生存 21 天,在 46℃时仍能生存 20~60 分钟;脱离人体后在半干燥的条件下也可生存数小时,甚至在零下 10℃ 的条件下,它们也能活 7 个小时。在常温下,滴虫在精液中能存活 6 小时,在尿液中能存活 24 小时。在河水中,滴虫能生活 5 天左右,并且还能够在河水里进行繁殖。在浴盆、浴池、浴巾、洗脚盆、擦脚布、坐式马桶上,它们也能生存 1~2 个小时。最适宜于阴道毛滴虫生长的 pH 在 5.5~6,如 pH 为 5 以下,或 7.5 以上,毛滴虫的生长繁殖会受到抑制。

阴道毛滴虫病可通过哪些途径进行传播

毛滴虫主要通过性交直接传播,也可通过间接接触感染。

① 直接传染:该病发病年龄常在 16~25 岁性生活活跃的年轻人中,但其他年龄也有发生,儿童很少得该病。有性接触的双方常同时感染该病。非性接触传播主要是母婴传播,出生自患病母亲的女婴约有 5% 可受累及。女性性工作者由于性关系混乱,感染率高达 30%。该病常与其他性传播疾病同时存在。

② 间接感染:毛滴虫抵抗力较强,可在外界环境生活较长时间,故可以通过被污染的便盆、衣服、浴池、游泳池、浴巾、手、污染的器械、坐式马桶等传染至阴道,引起阴道毛滴虫病,再经过性交传染给男性。

阴道毛滴虫致病机制是什么

阴道毛滴虫致病的具体发病机制尚不十分清楚,除滴虫本身外,还与机体的易感性、反应性及阴道菌群变化等多种因素有关。阴道毛滴虫常黏附于上皮细胞做阿米巴运动,爬行在单层细胞的上面或下面,推测这种机械性损伤可引起一些症状;滴虫释放毒性物质引起病变,在滴虫不能到达的上皮下组织中可有严重的细胞浸润。此外,细菌感染改变了阴道的 pH 值,且炎症引起组织坏死,这些因素都有利于滴虫的入侵。在阴道,滴虫可引起急性炎症反应,使阴道分泌物增加,内含大量多核细胞,滴虫在阴道腔内或黏于阴道黏膜细胞表面,而不进入黏膜内,在黏膜表面常有微量小出血点,可累及颗粒层和棘细胞层,毛细血管有增生现象。毛滴虫能消耗阴道内的糖原,改变阴道内的酸碱度,破坏阴道内的防御功能,引起继发细菌感染。

阴道毛滴虫病会引起不孕吗

滴虫感染时,阴道的 pH 一般为 5~6,而正常阴道的 pH 应为 4.2~5。阴道内环境酸碱度的改变会使精子的活动力受到影响。另外,滴虫能够吞噬精子,且患滴虫性阴道炎时,阴道内脓性分泌物大量增多,分泌物中含有大量的白细胞,这些都会妨碍精子的成活,使精子数量减少。精子数量既少,活动力度又不好,就很有可能引起不孕。滴虫病病人中不孕者约占 19%,但这并不是不可逆的,大多数人在滴虫病治愈后,生育能力可以得到恢复。男性滴虫感染时,如果波及精囊的附睾,就也有可能造成男子性功能障碍,出现阳痿、早泄与不孕症。

男性会患滴虫病吗

许多人认为只有女性才会得阴道毛滴虫病,事实上,与患有阴道毛滴虫病的女性有性接触的男性,就有可能传染上阴道毛滴虫病。据世界卫生组织(WHO)统计,全世界女性患病率为 10％~25％。根据女性的发病率与该病可通过性接触传染,男性罹患阴道毛滴虫病的发病率应该不在少数。据研究,女性患阴道毛滴虫病,与之发生性接触男性有 30％~40％ 可受到感染。但男性患阴道毛滴虫病后,50％~90％的病人无明显临床症状。因此,男性患阴道毛滴虫病往往得不到病人应有的重视,加上不少医院由于实验室条件等限制,在临床上就很容易被漏诊、误诊。

毛滴虫性阴道炎需与哪些疾病相鉴别

毛滴虫性阴道炎主要是与念珠菌性阴道炎和细菌性阴道病相鉴别。念珠菌性阴道炎主要症状也是白带增多,外阴瘙痒。但是,念珠菌性阴道炎白带增多为白色,凝结成块,略臭,夹杂着乳酪样或豆腐渣样物;pH 升高,5.5~5.8;阴道分泌物直接镜检可见白细胞,上皮细胞,酵母菌丝及假菌丝可占 80％,胺试验阴性。细菌性阴道病阴道分泌物呈灰白色黏稠;量稍多,鱼腥臭味,分泌物 pH 升高,5.0~5.5;直接镜检分泌物中有线索细胞,白细胞少,加特纳菌数量超过乳酸杆菌,胺试验为阳性。

怎样治疗阴道毛滴虫病

目前,阴道毛滴虫病的治疗首选甲硝唑。推荐方案为甲硝唑 2 克,顿服;不能耐受者可用替代方案,甲硝唑 400~500 毫克,口服,1 日 2 次,连续 7 日。随机临床试验结果表明,推荐的治疗方案治愈率为90％~95％;确保性伴同时治疗可提高治愈率。如果以上两种方法治疗均失败,要重新治疗,用法是甲硝唑500毫克,口服,1日2次,连续7日。如果复治失败,则予甲硝唑2克,口服,1日1次,连续3~5日。

对于顽固难治的滴虫病还可局部联合用药。可用1%乳酸或0.5%醋酸溶液等酸性药液做阴道灌洗,每晚1次,保持阴道酸性环境,恢复阴道的正常生理状态和增强阴道的防御能力,从而抑制滴虫繁殖而制止发病。还可用甲硝唑阴道栓剂,每晚塞入阴道深处,共用7~10日。

治疗阴道毛滴虫病 为何要全身用药

毛滴虫性阴道炎常伴有泌尿系统和肠道内的毛滴虫感染,而且毛滴虫不仅寄生于阴道与阴道黏膜的皱褶内,还可以深藏于子宫颈腺体中以及泌尿道下段,口服药是为了消灭这些部位潜藏的滴虫,这些部位的滴虫单靠局部用药是很难消灭的。如果仅用局部阴道治疗,即使将阴道内的滴虫杀灭了,尿道等处未被消灭的滴虫还可以继续生长,源源不断地进入阴道,使阴道毛滴虫病久治不愈,所以要全身用药才能彻底治愈。

哪些人不适合使用甲硝唑

甲硝唑有强大的杀灭滴虫作用,通过在虫体内转变为还原形式而破坏其DNA结构,从而损害DNA模板功能,是治疗阴道滴虫病的首选药物。其优点是毒性小、疗效高、口服方便,最常见的不良反应是消化系统不适,可有味觉异常,产生金属味,有口酸、口干、厌食、恶心、腹泻、腹痛等症状,停药后很快消失;用量较大或疗程较长时,还有可能发生昏厥、面色苍白、困倦、头痛等不适。在动物实验中有致突变作用,哺乳期妇女及妊娠3个月以内的妇女禁用;中枢神经疾病和血液病病人禁用;肝功能不全者慎用;如发现皮疹和血中白细胞减少要立即停药。出现运动失调及其他中枢神经症状时应停药。

孕妇患了阴道毛滴虫病应怎样治疗

治疗滴虫病的特效药是甲硝唑,但妊娠早期服用甲硝唑有可能引起胎儿畸形,故一般主张妊娠20周以前均不应服用,但可采用局部治疗。另外,口服甲硝唑还能从乳汁中排出,哺乳期妇女也不宜使用。

阴道毛滴虫病人治疗期间应注意些什么

毛滴虫病人治疗期间应注意以下事项:

① 服用甲硝唑期间不能饮酒(包括白酒、黄酒、果酒、啤酒),因为甲硝唑能抑制乙醇代谢,服用甲硝唑时饮酒,进入人体的乙醇不能充分氧化,甲硝唑能抑制乙醛转化酶(乙酰脱氢酶)使乙醛不能转化而大量蓄积,于是出现双硫仑(戒酒硫)样反应。表现为颜面潮红、头痛、心悸、脉快、呼吸困难、血压下降、昏睡,严重者有死亡的危险。这些反应与乙醇中毒相似,极易误诊。

② 要多喝水,多排尿,起到冲洗尿道、排除分泌物的作用。病人还可以多吃一些酸性的食物,如草莓、橙子、菠萝、葡萄等。这样能使尿液变为酸性,有利于杀灭滴虫。

③ 治疗期间要保持外阴的清洁,每日清洗 1~2 次,避免性交。滴虫病病人及带虫者的用具、浴具,如内衣、内裤等,要勤换、勤洗,煮沸消毒 30 分钟,或用 0.5%~1%乳酸溶液、醋液或饱和的浓盐水浸泡消毒,避免传染给家人。

④ 性伴同治:毛滴虫可以通过性行为在性伴之间相互传染,女方发现患病后,男方要积极检查和治疗。有的人虽然未患病,但他(她)是健康带虫者,也应接受治疗。

怎样自我防护
免患生殖器滴虫病

首先要洁身自爱,避免不洁性生活。搞好个人卫生,经常保持外阴清洁,内裤要勤换洗,洗外阴用的盆、毛巾要专人专用。尽量避免使用公共坐式马桶或与他人共用浴盆、浴缸,最好洗淋浴,避免滴虫交叉感染。

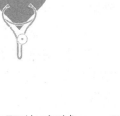

疥　疮

患了疥疮会出现哪些症状

疥疮的主要症状为瘙痒,主要临床表现:

① 自觉剧痒,夜间尤甚,夜间阵发性剧烈瘙痒。

② 手指缝可见疥虫掘的隧道,长 2~4 毫米,呈灰褐色不规则曲线。此为疥虫钻行的痕迹。

③ 皮疹好发于皮肤薄嫩的地方,尤其是在手指缝、腕屈侧、小腹部、乳房、腋窝、腹股沟、阴部等。头和掌跖不易累及。皮损主要为粟米大小的丘疹或丘疱疹。

④ 疥疮结节:在阴囊、阴茎、阴唇、腹股沟等处出现黄豆大小的淡红色结节,称为疥疮结节。这种结节往往经久不消,常伴剧烈瘙痒。

疥疮病人还常有其他临床表现包括:

① 抓痕血痂:由于疥疮病人瘙痒剧烈,病人不自觉地搔抓,常常出现皮肤的抓痕和血痂。

② 继发湿疹化:由于疥虫的分泌物刺激皮肤,加上搔抓等因素,皮肤出现红斑、丘疹、水疱等损害,这就是继发湿疹化,往往加重瘙痒。

③ 继发感染:由于搔抓,卫生条件差,或气候炎热,出汗多等原因,皮肤很容易继发感染,出现继发性脓疱疮、毛囊炎、疖病、浅表淋巴结肿大的症状。

④ 继发肾炎:由于继发感染,疥虫的分泌物和细菌感

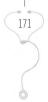

染等因素可以作为抗原作用于人体,继而出现肾炎。病人可感到乏力、水肿、腰痛等。

疥虫所造成的皮肤损害大多为针头大小的丘疱疹和粟粒大小的水疱。由于瘙痒,搔抓可产生抓痕、血痂、色素沉着等继发性损害,日久症重者可产生湿疹样改变,这类病人常常被误诊为湿疹。疥虫还能侵犯婴儿的头部和足趾缝,在男性可因搔抓而引起阴囊的瘙痒性结节,如黄豆或蚕豆般大小。

患了疥疮需做哪些检查

在诊断疥疮时,医生可通过查找疥虫来明确疥疮的诊断。

疥疮的成虫多藏于皮肤的隧道内,所以在查找疥虫时一定要找到隧道,然后用刀片切开隧道,将疥虫刮出,放于玻片上,用显微镜检查,很容易发现疥虫。隧道一般在手缝多见,有时在手腕也可找到隧道。隧道事实上是一个盲管,略带弯曲,顶端有微小的黑点,这就是疥虫。疥疮的临床表现和体征在临床上还是比较有特点的。因此,临床医生往往通过仔细的病史询问和体检就能作出诊断。

何谓疥疮

疥疮俗称"疳疮"、"闹疮",是一种常见的皮肤病,是由于疥虫(疥螨)感染皮肤(挖掘隧道的机械伤害及其分泌毒汁的刺激)引起的皮肤病。

何谓疥虫(疥螨)

疥螨又名疥虫,是一种肉眼不易看到的微小虫子。成虫肉眼可见,呈白色、半圆形、扁平形,大小为 0.02~0.4 毫米。在显微镜下看,疥虫外形似甲鱼,呈扁圆形,雄虫个小,常在交配后不久即死亡,雌虫较大,一般在产卵后才死亡,由虫卵发育为成虫需 10~13 天。显微镜下(5 毫米×10 毫米)见到短小的腭体及呈钳形螯肢,短粗足前后各两对,且后两对足有长毛,可证明为雌性。疥虫的背部有无数横行的波状皱纹,躯干的后半部有几对杆状的刚毛和长鬃,腹部有足 4 对,躯干后缘中央是肛门。疥虫的腭体很小,位于躯干的前端,一半陷入躯干中,螯肢呈钳形,适宜于食用皮肤的角质蛋白。寄生于人体表皮层内。

疥虫的生活史分为卵、幼虫、若虫、成虫 4 个阶段。卵呈椭圆形,淡黄色,壳很薄,透亮,常 4~6 个卵聚集一处,产在雌虫所掘的隧道内。产卵时也排出大便,产卵后,成虫死在隧道盲端。

疥虫(疥螨)是怎样致病的

疥虫一旦感染人体皮肤,就喜欢通过在皮肤上打"隧道"、啮食和交配产卵的方式寄生在皮肤的皱褶部位,如手指缝、肘窝、腋窝、腰部和生殖器及股内侧等处,最常见的部位是手指指缝。幼虫自卵中孵出并生活在隧道内,不久即蜕皮变成成虫,雌性若虫与雄性成虫交配后,雌虫即在隧道内产卵,一边排卵一边前进,每天掘隧道向前进 0.5~5 毫米,移行的速度快,虫卵就疏散在隧道内,移行的速度慢,虫卵就密集在隧道内。疥虫的另一个特点是夜行昼伏,由于晚上疥虫的活动增加,皮肤往往瘙痒剧烈。

疥虫（疥螨）是怎样传染的

疥疮是通过密切接触传播的疾病,性生活无疑是传染的主要途径之一。疥虫不仅能在人身上活动,而且还可在床单、被褥、枕套、衣裤、地板、椅子等上面活动,同睡一床、混穿衣裤等密切接触也是该病传播的主要途径。由于疥螨可在室内存活 24~36 小时,疥螨的幼虫在相同条件下可生存 2~5 天。因此,由皮肤脱落下来的疥螨也可成为传染源,故在一室居住者即使没有密切接触也可能患上疥疮。特别是在卫生条件较差的农村地区,发病率非常高,传染性很强。

疥疮是性传播疾病吗

疥疮是可以通过性传播的,尤其在男女性乱者中,该病传播迅速,现已被世界卫生组织列入性传播性疾病之中。

医生对疥疮会进行怎样的治疗

主要以外治为主,一般不需系统用药,如合并感染或湿疹化等也可用系统用药治疗。外用药常用的有硫黄软膏等,一般可以治愈。有的病人治疗效果不尽如人意,是由于用药不规律,治疗周期短等所致。对疥疮的治疗特别要注意被褥、内衣的消毒。如家庭共患该病要同时治疗。疥疮的治疗周期一般需要 7~10 天。

治疗疥疮常用哪些外用药

① 硫黄软膏:从颈以下遍搽全身,每晚 1 次,连用 7~10 天。成人用 10%的硫黄软膏,儿童用 5%的硫黄软膏以减少刺激。搽药期间不洗澡,不更衣。治疗结束后观察 2 周,判定疗效。如有复发要及时治疗。还要注意:a. 隔离病人。b. 将药物搽于颈项以下全身,有皮损部位多搽,每日 2 次,连续 3 日,治疗期间不洗澡使药效持久。c. 沸水消毒病人用过的衣物。d. 家中或集体中患疥疮者要同时治疗。

② 25%苯甲酸苄酯乳剂:每日搽药 1~2 次,连用 2~3 天,杀虫力强,效果好。

③ 优力肤软膏:每晚全身搽药 1 次,连用 3~5 日。

用药物治疗时需注意些什么

① 治疗前需先用热水肥皂洗澡。

② 用药范围除头面部以外均需涂抹,尤其是皮肤皱褶部位,如指缝等,需多次用力涂抹。

③ 若用硫黄霜应早晚各 1 次,连用 3 天,第 4 天洗澡更衣,为 1 个疗程。最好都用 2 个疗程为宜,因为疥螨虫卵发育为成虫需 10 天左右。

④ 同居一室者需一起治疗,以避免反复交叉感染。

⑤ 疗程结束后,衣物及被具需煮沸消毒,不能煮的可用沸水烫或日晒。

⑥ 男性阴囊瘙痒性结节的治疗,往往需要 1~2 个月。

怎样治疗疥疮结节

疥疮病人在阴部特别是男性的阴囊可见黄豆大小的结节,质地较硬,瘙痒剧烈,这种结节是由于人体局部对疥虫的一种反应所致。严格来说,疥疮结节是由于人体对疥虫的一种变态(过敏)反应,组织病理显示疥疮结节主要以嗜酸性细胞浸润为主,而嗜酸性细胞的浸润是一种过敏的标志。治疗这种疥疮结节用杀疥虫的药物是无效的,要使用含有皮质类固醇激素的药膏治疗。每日外擦 2~3 次。

疥疮结节可用肤疾宁贴膏外贴,3 天换 1 次。

有一些疥疮结节顽固不消,全身疥疮已经治愈,但阴囊的结节则经久不消,病人常为此很痛苦。下面介绍几种治疗疥疮结节的方法。

① 冷冻:采用液氮冷冻的方法,可治疗疥疮结节。具体的方法是:用直接接触法或喷雾的方法治疗,每周 1 次,每次 2~3 个结节。

② 局封:取泼尼松龙(强的松龙)注射液加入 2% 普鲁卡因注射液局部封闭,每周 1 次,共 3~4 周。

疥疮继发皮肤感染怎么办

由于病人的搔抓,很容易继发皮肤的破损及皮肤的感染。这种感染大多数是葡萄球菌引起的,表现为皮肤有脓疱或脓痂或有脓性分泌物,这种疥疮感染我们称之为脓疥。治疗脓疥一方面要用杀灭疥虫的药物,另一方面要用一些具有杀菌消炎的药物。严重者可口服抗生素。

怎样预防疥疮

① 注意个人卫生,对被污染的衣服、被褥、床单等要用开水烫洗灭虫,如不能烫洗者,一定要放置于阳光下曝晒 1 周以上再用。

② 杜绝不洁性交。

③ 出差住店要勤洗澡,注意换床单。

对疥疮的护理首先要及时清洁,尤其对可能被污染的衣服、被褥、生活用品要彻底消毒。其次,要避免过度的搔抓,要及时剪指甲,以防通过搔抓感染脓疥,搽药、洗澡与换衣服都要及时。

阴 虱 病

患了阴虱会出现哪些症状

过去未受阴虱叮咬者,首次叮咬可无症状。

阴虱病的主要症状为瘙痒。阴毛等局部感染可有丘疹、红斑,以及由搔抓而引起的抓痕。可继发湿疹、感染,如毛囊炎或脓疱疮,有些病人可无自觉症状,只是发现内裤上有铁锈色斑。

查体可发现阴毛上的虫卵或局部皮肤的紫兰色斑点。

患了阴虱需做哪些检查

查体发现阴毛上的虫卵或局部皮肤的斑疹。摘取受累阴毛,置显微镜下观察,可见到阴虱成虫或虫卵。

何谓阴虱病

阴虱病是由于阴虱寄生于人体耻阴部及肛周而引起的瘙痒性皮肤病。常由性接触传播,但也可通过衣裤等间接传播。

阴虱病由哪种病原体引起的

阴虱是感染人体的 3 种虱之一,另两种是头虱和体虱。

3 种虱子中,只有阴虱主要通过性接触传播。

阴虱生活史包括虱卵、若虫及成虫 3 个阶段。虱卵为铁锈色或淡红色,斜黏在阴毛上。虱卵经 1 周孵育成若虫、后者经 13~17 天发育为成虫。成虫为蓝灰色,长为 1~2 毫米,与头虱和体虱相比,较短而圆。阴虱的头角质坚硬,向前突起,含有锥刺,可刺破人体皮肤而吸取宿主的血。阴虱前腹部伸出 3 对足,第一对足细而长;后两对足有钩形巨爪,适于抓住阴毛。如果离开人体,阴虱的存活不超过 24 小时。

阴虱是怎样致病的

阴虱主要寄居于阴部,但也可侵犯腋毛、睫毛、头发等体毛。阴虱抓住毛干并刺入人体皮肤以吸取人的血液。它主要通过叮咬吸血与释放毒素而致病。

阴虱病与疥疮应怎样鉴别

疥疮为多处皱褶部位的丘疹、脓疱、抓痕、结痂及隧道,挑破虫体造成的隧道,可在显微镜下查到疥虫或虫卵。而阴虱病为耻阴部及肛周瘙痒,往往在阴毛上观察到阴虱成虫或虫卵,或在局部皮肤的斑疹,不难区别。

阴虱病的流行情况

阴虱主要通过性接触传播。在我国,还没有阴虱病的准确统计数据,但近年来临床所见的阴虱病病人在增多。

患了阴虱病应怎样治疗

① 1％林丹洗剂或霜,涂于感染部位及阴毛,12 小时后洗去。

② 25％苯甲酸苄酯乳剂,涂于感染部位及阴毛,8 小时后洗去。

③ 50％百部酊外用,每日 2 次,连用 3 日。

治疗阴虱病需注意些什么

杀灭阴虱,清洗衣物,治疗完成前避免性生活。1 周后重复检查 1 次。如果治疗失败,选择另一种药物。通知性伴侣,检查并进行治疗。

怎样预防阴虱病

① 鼓励安全性行为,避免直接感染。

② 注意个人卫生,避免间接感染。

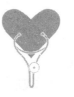

性病性淋巴肉芽肿

患了性病性淋巴肉芽肿会出现哪些症状

患了性病性淋巴肉芽肿后,主要表现为腹股沟淋巴结肿胀、化脓,发展至晚期,可以产生许多严重的并发症。其中以直肠狭窄最为多见,尤其是女性。如病变发生在尿道,可伴发尿道狭窄;若发生在阴道,可造成阴道狭窄,还可发生阴道与直肠之间因穿孔而形成的通道,医学上叫瘘道,以及外阴毁损等严重破坏性损害,缺损的生殖器还可发生癌变。

性病性淋巴肉芽肿有哪些临床表现

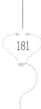

性病性淋巴肉芽肿并非一开始就出现这些严重的病变,在临床上,按疾病的发展过程可分为早期(感染、原发损害和皮肤损害)、中期(淋巴管播散、伴发全身症状)和晚期。

① 潜伏期:1~4 周,一般在 1 周左右。

② 早期症状:男性病人 1/3~1/2 有原发损害。初为极小的丘疹、水疱或溃疡糜烂。男性多发于阴茎体、龟头、冠状沟、包皮和尿道内。女性则发生于前庭、阴唇系带、小阴唇、阴道口及尿道口周围。皮损常为单个,有时数个,边缘整齐,围有红晕,无明显症状,不痛、不痒,常被忽略,持续

1~3 周自愈,不留瘢痕。同性恋者或性欲倒错者可表现为出血性直肠炎。直接检查可见直肠黏膜充血、局限性剥脱或肉芽组织,可导致直肠周围脓肿、直肠阴道瘘和直肠狭窄。

③ 中期症状:为腹股沟淋巴结炎。初疮出现 1~4 周后,腹股沟淋巴结出现肿大,称为"第四性病性横痃"。淋巴结初起孤立散在,质硬增大,有疼痛或压痛,之后常相互粘连成块状,呈浸润性,皮肤表面呈红色、紫色、紫红色和青色。皮肤有皱褶,沿腹股沟呈腊肠样排列。数周后肿大的淋巴结呈现波动感,可软化破溃,排出淡黄色浆液或血性脓液分泌物,形成数个瘘管,似"喷水壶状",经数周或数月后痊愈,愈后留有瘢痕。也可自然吸收,男性病人也可累及股淋巴结和髂淋巴结,女性尚可累及髂和直肠周围淋巴结。出现淋巴结炎时可伴有轻重不等的全身症状,如发热、头痛、关节痛、肝脾肿大等,有时可出现皮疹,如多形红斑、结节性红斑。

在淋巴结病变发生的同时,可有全身症状,如发热、盗汗、周身不适、体重减轻、头痛、游走性关节痛、多关节炎、肌痛、肝和脾肿大、假性脑膜炎和结膜炎等。皮肤表现有多形红斑、结节性红斑、猩红热样皮疹、丘疹脓疱性损害和光过敏等。

④ 晚期症状:从早期到晚期的时间为 1~2 年,也有若干年者,主要表现为生殖器橡皮肿和肛门直肠综合征。

何谓生殖器橡皮肿

性病性淋巴肉芽肿的生殖器橡皮肿是发生于该病后期的一种严重损害。由于淋巴管慢性炎症而致阴唇、阴茎、阴囊橡皮肿,其皮肤表面可发生疣状增殖及息肉样生长,可形成直肠－阴道或尿道瘘管,形成毁形性溃疡和瘢痕。

何谓肛门直肠综合征

性病性淋巴肉芽肿的肛门直肠综合征是该病常见的一种综合征。患病女性和有肛交性行为者可发生生殖器肛门直肠综合征。此综合征的早期系直接接种或直肠周围淋巴结炎破溃所致，肛门和直肠黏膜水肿、出血和脱落，并因之而有腹泻、里急后重、腹痛和交替性便秘。由于进行性狭窄，可出现便秘、腹痛。晚期肛门环附近发生管样或环状直肠狭窄，也可发生直肠阴道和（或）肛门瘘，以及直肠周围脓肿。阴茎、阴囊和女阴可发生橡皮病样肿胀和溃疡。口腔生殖器性交者可发生溃疡性舌炎和淋巴结病。晚期也有癌变者。

晚期病变主要表现为全身衰弱和局部毁形，多因直肠狭窄和淋巴循环障碍所致。男性有时发生尿道瘘和生殖器水肿。女性可发生阴唇溃疡，其周围水肿和纤维性硬化，称为女阴蚀疮，也称阴部肛门直肠症状群。

女性为何易发阴部肛门直肠症状群

女性之所以多发，是因为女性盆腔的淋巴系统解剖学特点所决定。女阴蚀疮共分两种病型，在女性病例中，这两种病型大多混合发生。

① 外阴部症状群：该症由于长期淋巴回流障碍及溃疡形成，促使外阴部的皮肤黏膜肥厚、硬化，有如橡皮病样，大小阴唇呈橡皮样肿胀，并有多数大小不等的息肉与肿瘤状增生。此外，在阴道口、阴道壁及宫颈部也有同样病变，甚至尿道外口发生狭窄。如果在深部发生脓肿，可使尿道、阴

道及直肠间形成瘘孔。该型在男性极为罕见,但能出现阴囊及阴茎橡皮病。

② 肛门直肠症状群:它是由于炎症由女阴扩展到直肠周围引起直肠周围炎症,可有血性分泌物排出,之后可形成瘢痕,然后直肠下端呈管状狭窄,导致排便困难或伴有肛门周围瘘管。初发病灶为肛门直肠黏膜浅在性溃疡。病变在肛门部,如痔疮状隆起或瘘孔。直肠部可出现边缘隆起的溃疡及硬化,临床可见有脓血便及腹泻。感染 1~2 年后可出现直肠狭窄。女性直肠狭窄比男性多见。直肠下部淋巴循环障碍可导致肛周淋巴管扩张而且易误诊为痔。狭窄可发生在直肠口上方,形成环状带,或在直肠下部形成数厘米管状缩窄,并伴有肠壁明显肥厚和纤维化。

患了性病性淋巴肉芽肿
需要做哪些检查

① 补体结合试验:可以用来检测病人血清中所产生的衣原体抗体。由于性病性淋巴肉芽肿(LGV)病程极为缓慢,因此可以用单份血清来做诊断。如果补体结合试验滴度大于等于 1:256 则有力支持性病性淋巴肉芽肿的诊断;小于等于 1:32 则可排除性病性淋巴肉芽肿。一般来说,滴度大于等于 1:64 即符合性病性淋巴肉芽肿。目前该法应用较少,大多数实验室趋于采用更为方便、且有商品化试剂盒供应的方法。

② 微量免疫荧光法:微量免疫荧光法采用从细胞培养中提取出的经甲醛(福马林)固定的沙眼衣原体抗原,主要用于测定沙眼衣原体型特异性抗体。抗衣原体 IgG 抗体的存在表明有衣原体既往感染;而高滴度的 IgM 抗体说明为衣原体的首次感染。性病性淋巴肉芽肿中微量免疫荧光法

的滴度很高,且比补体结合试验(CF)更为特异。其缺点是非常费时费力,仅限于少数研究实验室使用。但是,现在已有改进了的单一抗原的免疫荧光试验,方便了实验操作。这种试验只采用一种血清型的沙眼衣原体抗原(L1 或 L2),检测对全部血清型沙眼衣原体有广泛交叉反应的抗体,既可检测 IgG,又可检测 IgM。正常人群的衣原体抗体本底检出率为 20%~30%,但在性关系混乱的人群中抗体检出率达 80%。一般来说,无并发症的衣原体抗体滴度低,不适于应用血清试验。而在深部感染或系统感染病人,抗体滴度可达 1:64 或更高。性病性淋巴肉芽肿、新生儿肺炎或盆腔炎性疾病病人测得高滴度抗体具有诊断意义。酶免疫法:利用酶免疫法检测针对沙眼衣原体属特异性抗原的血清抗体,已有不少试剂盒供应。这些试验敏感性很高,但与肺炎衣原体也有某种程度的交叉反应。有鉴于此,该法用于筛查低危或中等危险的人群可能更有用处。

③ 沙眼衣原体细胞培养:用来培养性病性淋巴肉芽肿株的临床标本,在男性常采自尿道、直肠和腹股沟横痃抽吸液,女性常采自直肠或宫颈。拭子采集标本后放入运送液中,在 18 小时内送至中心实验室,或放入 −70℃中,保存备用。对直肠标本进行衣原体培养分离时,因标本中含有大量的杂菌,应先以抗生素做预处理。性病性淋巴肉芽肿株不需离心即可感染细胞,利用这种特性可以做初步的鉴定。尽管培养可以明确性病淋巴肉芽肿感染,但它的敏感性并不太高,即使有明显症状者也是如此。加上培养技术要求高,血清学分型不易。因此,诊断性病淋巴肉芽肿常用的方法仍然是血清学方法。

④ 直接免疫荧光法和酶联免疫吸附试验:用于检测沙眼衣原体抗原的直接免疫荧光法和酶联免疫吸附试验已有

商品化试剂供应,可以用来诊断性病性淋巴肉芽肿。是一种快速简便而又较为准确的检查手段。

怎样诊断性病性淋巴肉芽肿

性病性淋巴肉芽肿的确定诊断主要根据接触史(有不洁性交史)、临床表现(在生殖器部位出现过表浅糜烂与溃疡。1~4周后出现两侧腹股沟淋巴结炎,有槽沟征及喷水壶状多数瘘管,痊愈后留瘢痕。)和实验室检查。实验室检查是必须的。首选是血清学检查,它对诊断和判定疗效都是必要的。有条件的要做衣原体的培养,进一步确定衣原体的血清型。

何谓性病性淋巴肉芽肿

性病性淋巴肉芽肿又称腹股沟淋巴肉芽肿、第四性病。该病俗称"鱼口"、"便毒",与梅毒、淋病和软下疳统称为经典性病。病人大部分为男性。该病初疮往往发生于生殖器上,以后附近淋巴结肿大,化脓,形成瘘管,最后以瘢痕愈合为特征。女性病人往往可造成直肠狭窄,并可出现全身症状。特征性变化在淋巴结,主要为三角形或卫星状脓疡,中心为坏死及多形核粒细胞,周围区域为上皮样细胞,上皮样细胞间可见中等量的郎罕细胞,有纤维及大面积的凝固坏死。

性病性淋巴肉芽肿
在我国多见吗

该病以热带和亚热带地区发病为多,在建国前是主要的性病之一。在发达国家，多因来自热带地区的旅游者或男性同性性行为而传播，随着国际间交往增多和性病发病率增高，淋巴肉芽肿也会增加。所以应引起警惕，认识该病是十分必要的。

性病性淋巴肉芽肿是怎样传播的

性病性淋巴肉芽肿系由不洁性交引起，主要通过性接触传播，偶尔有因污染物（受原发损害，如发生在生殖器官皮肤、黏膜的脓疱、溃疡，破溃的淋巴结及直肠溃疡溢液污染）而感染。该病在阴部的原发灶一般由于症状轻不易发觉，直到出现腹股沟等处淋巴结炎或女性在晚期出现阴部、肛门、直肠脓肿、破溃、狭窄综合征症状时才被发觉。

性病性淋巴肉芽肿的病原体是什么

该病的病原体主要是 L1、L2、L3 血清型的沙眼衣原体属。沙眼衣原体是主要感染黏膜的病原体，沙眼衣原体不同的血清型能引起不同的疾病，如沙眼、非淋菌性尿道炎都是由于沙眼衣原体引起的疾病。

性病性淋巴肉芽肿怎样与其他疾病相鉴别

该病发展到不同时期，应与不同的疾病相鉴别。早期应与下列疾病相鉴别：初期梅毒、生殖器疱疹、软下疳、腹股沟肉芽肿以及其他原发性或继发性感染等。梅毒、软下疳都有腹股沟淋巴结的肿大，当你发现腹股沟淋巴结肿大时，要仔细检查，一定要找专科医生治疗，以免诊断治疗错误。出现淋巴结病时除了应与上述疾病鉴别外，尚应考虑到恶性肿瘤（淋巴瘤、转移癌）和其他感染性疾病，如猫抓病、结核病、单核细胞增多症、土拉菌病等。晚期肛门直肠病变应与腹股沟肉芽肿、痔、尖锐湿疣、化脓性汗腺炎、溃疡性和炎症性结肠疾病、丝虫病以及肛门和直肠癌等鉴别。

怎样治疗性病性淋巴肉芽肿

对性病性淋巴肉芽肿的治疗越早越好，初期病人用药后，全身性症状可迅速消失，但局部淋巴结肿的愈合有限。晚期出现严重并发症后治疗困难，往往需进行手术治疗。治疗方法包括全身治疗和局部治疗。全身治疗主要是及时应用抗菌药。

① 多西环素（强力霉素）：每次 0.1 克，每日 2 次，连服 21 日。

② 四环素：500 毫克，每日 4 次，连服 21~28 日。四环素对急性期有效，可使中期停止发展，或数周后痊愈。

③ 红霉素：500 毫克，每日 4 次，连服 14~21 日。孕妇和儿童可选用红霉素。

④ 复方新诺明：开始每日 2 次，每次 2 克，以后每次 1 克，连服 3 周。

⑤ 磺胺噻唑：首剂 4.0 克，以后每 6 小时 1.0 克，连用 3 周。

晚期病人可采用磺胺剂或抗生素与皮质激素泼尼松（强的松）联合疗法，能减轻下腹疼痛，减少直肠分泌物和减轻纤维化。

局部治疗可外用高锰酸钾水清洗外阴,对未化脓者可用10％鱼石脂软膏或用红霉素、磺胺类软膏。淋巴结软化有波动(脓肿)形成者,可在损害上方穿刺抽吸脓液,并在脓腔内注入磺胺溶液。但不宜做切开术,因其不易愈合。对已化脓者,可穿刺抽脓,并注入抗生素,不可切开引流,以免瘘管形成,不利愈合。对溃疡较深者,可进行外科疗法,切除坏死的淋巴结。对晚期出现阴道或直肠狭窄者,需定期做扩张术。直肠狭窄严重者需做直肠切除术。有包皮及阴囊橡皮肿者,也可手术切除。局部病灶还可以用超声波、紫外线、红外线、X线等物理疗法。

性病性淋巴肉芽肿康复指导

患了性病性淋巴肉芽肿,治疗越早越好,全身治疗主要是及时应用抗生素,控制感染,预防晚期出现严重并发症。

软 下 疳

患了软下疳有哪些临床表现

软下疳的病原体侵入人体后,一般经过 1~6 天,平均 2~3 天的潜伏期后开始发病。初发为外生殖器部位一炎性小丘疹。24~48 小时后,迅速形成脓疱,3~5 天后脓疱破溃后形成表浅溃疡。溃疡呈圆形、椭圆形或不规则形,直径 1~2 厘米,深度一般为 2~3 毫米,境界清楚,边缘不整齐呈锯齿状,其下缘有潜浊现象,周围皮肤充血潮红,溃疡基底部见有颗粒状肉芽组织,覆有灰黄色或污秽色脓性分泌物。触之柔软,易出血,疼痛明显。数目为一个,但因自体接种而形成多发的卫星状溃疡。一般经过 10 天或 30~60 天后自愈,遗留瘢痕。由于病灶隐匿,女性的症状常常不明显,她们可有大、小便疼痛,直肠出血,性交困难和阴道溢液。

何谓软下疳横痃

软下疳发生 1~2 周后,30%~50% 病人可发生一侧急性腹股沟淋巴结炎和淋巴结周围炎,称为软下疳横痃。淋巴结肿大、疼痛,可累及邻近多个淋巴结并产生淋巴结周围炎,彼此粘连而形成较大的团块,其皮肤发红、肿胀。可有剧痛、发热及全身不适,以致行动困难。如治疗不及时,肿大的淋巴结逐渐化脓破溃,形成较深的溃疡,常为单腔穿孔,疮口向外翻出,呈鱼嘴状,中医称为"鱼口"。有时流出的脓液感染邻近皮肤,又可发生软下疳损害。横痃通常需2~4周方能愈合,可留下大块瘢痕。另一侧腹股沟偶尔发生淋巴结炎,但红肿一般较轻,病程较短,为顿挫型。

患了软下疳会引起哪些并发症

软下疳如果不及时治疗可发生多种并发症,除急性腹股沟淋巴结炎以外,还可发生以下并发症:

① 包皮炎和嵌顿包茎:软下疳引起包皮水肿、炎症。部分病人炎症性包茎时,包皮不能翻转而形成嵌顿性包茎。

② 尿道瘘、尿道狭窄、直肠阴道瘘:尿道瘘为软下疳溃疡所致,症状有排尿困难。溃疡愈合时可继发尿道狭窄,女性可见直肠阴道瘘。

③ 混合感染:由于软下疳的创口比较明显,常可与其他性病发生混合感染。据统计,在软下疳的病人中,有65%的人伴有双重、三重,甚至四重感染。

④ 阴茎干淋巴管炎:为条状的红肿或炎性结节、溃疡,呈半球状分布。由于病原体沿淋巴管侵犯所致。

⑤ 阴囊、阴唇橡皮病:由于淋巴管或淋巴结炎而使淋巴回流障碍引起。

不同的软下疳有哪些临床表现

① 一过性软下疳:软下疳损害小,4~6天内消失,但在2周之后,发生腹股沟淋巴结病。易误诊为性病性淋巴肉芽肿或生殖器疱疹。

② 丘疹性软下疳:为隆起性软下疳,肉芽增生形成隆起状,很像二期梅毒的扁平湿疣。

③ 毛囊性软下疳:原发于毛囊,为毛囊性丘疹,类似毛囊炎,呈针头大的小型下疳,在外阴部毛囊深部形成溃疡。大多见于男性外阴和女性阴毛区。

④ 矮小软下疳:是非常小的损害,很像生殖器疱疹所致的糜烂,但有不规则的基底和刀切样出血性边缘。

⑤ 侵蚀性软下疳:溃疡形成速度较快,并向深部发展,在数日内阴茎或阴唇有大片坏死和脱落,从而常引起大出血,这种软下疳大多由并发其他细菌混合感染所致。

⑥ 匐行性软下疳:多个损害互相融合,或自身接种,形成长而窄的浅溃疡,愈合形成不规则的瘢痕。

⑦ 混合性软下疳:初为软下疳,后感染梅毒螺旋体而发生硬下疳,兼有两者的病原体和临床特征。

⑧ 巨大软下疳:溃疡向外扩展增大所致。

⑨ 滤泡形软下疳:溃疡很小,似阴部疱疹所致的糜烂,但有不规则基底和出血性边缘。

诊断软下疳需进行哪些实验室检查

由于该病目前属于少发性性传播疾病,必要的实验室检查是诊断软下疳的关键。最简单的实验方法是革兰染色涂片,有条件的应做细菌培养和组织病理检查。

① 涂片检查:从溃疡处取材做涂片时,由于脓性分泌物中的杂菌易使结果混淆,故应先将溃疡清洗干净,涂片可用革兰染色或姬姆萨染色。杜克雷菌在涂片中为短小(2微米)的呈平行直线排列的二极染色菌,革兰染色阴性。如

果有典型的症状,实验室又能查到杜克雷菌,该病即可诊断。

② 细菌培养:常用的培养基有淋球菌胎牛血清琼脂、巧克力马血琼脂,取标本时应将溃疡表面的痂皮和碎屑去掉,用灭菌拭子采取分泌物和溃疡的基底部物质。将标本接种于平皿上,画线分离。平皿放入5%~10%二氧化碳和饱和湿度的环境中,在33~35℃至少培养48小时看结果。杜克雷菌的菌落较小,如针尖大小,光滑,呈半球形。但菌落常呈不同的形状,可呈半透明状、浅灰色和肤黄色等。菌落的特点是紧密,如用接种环触之,几乎整个菌落在培养基上滑动。对培养出的菌落可用氧化酶试验、硝酸盐还原试验、对辅酶Ⅰ和氯化血红素等试验,根据不同需要加以鉴定;也可用过氧化氢酶、吲哚、尿素酶、糖的利用试验等加以鉴定。对菌株进行鉴定是诊断软下疳所必须的。有些不具备条件的实验室,一发现有细菌生长即诊断该病,是不科学的。

③ 组织病理检查:对软下疳病人进行必要的组织病理检查有助于对该病的诊断。组织病理显示有3个带,上层为溃疡底部,较狭窄,可见嗜中性粒细胞、纤维蛋白、坏死组织及革兰阴性杆菌;中层颇宽,含多数新生血管,血管内皮细胞增生,血管腔闭锁,血栓形成;下层在真皮深部,为致密的浆细胞和淋巴细胞浸润。

应怎样诊断软下疳

1. 诊断软下疳的必备条件

诊断软下疳要特别谨慎,因为目前该病并不常见,但是,如符合以下条件者可以作出诊断。

① 发病前有不洁性交史。

② 男女生殖器及尿道口出现一个或更多的溃疡,基底软,有疼痛与触痛。

③ 单侧腹股沟横痃,疼痛,溃疡排脓。

④ 暗视野检查梅毒螺旋体阴性。

⑤ 涂片做姬姆萨染色,查不到多诺万小体。

⑥ 梅毒血清试验阴性。

⑦ 革兰染色,可查到阴性链球菌,但可产生假阳性,有条件者可做细菌培养。

何谓软下疳

软下疳是由杜克雷嗜血杆菌引起的一种性传播疾病,表现为生殖器上发生多个剧痛性溃疡,可伴腹股沟淋巴结化脓性炎症,病程急性。

软下疳的病原体有何特性

软下疳的病原体是杜克雷嗜血杆菌。杜克雷嗜血杆菌是一种革兰阴性杆菌,无芽孢、无鞭毛、无荚膜、无运动力,需氧性,对二氧化碳亲和性强。人工培养必须供给新鲜血液才能生长,故称嗜血杆菌。大小为 0.5 微米 × (1.5~2.0)微米,短杆菌,两端呈钝圆形,在溃疡面脓液中的菌体为链锁状、双球菌状、大球菌、棒状等多形性。从病灶中或培养菌落中取材检查,可见 2 个或 2 个以上细菌连成锁状,有如鱼群在游泳,故称鱼群状。在淋巴腺组织切片中可见典型的连锁杆菌。

杜克雷嗜血杆菌对温度较敏感,在 43~44℃以上温度会失去抵抗能力,20分钟即可死亡。对42℃抵抗性稍强,但4小时死亡。在37℃中可活6~8天,10~20℃之间7~10天后可死亡,对寒冷抵抗力较强,5℃中可生存1周,冻干时可生存1年。对干燥的抵抗性弱。

哪些部位好发软下疳

软下疳的皮疹易发生在男性的阴茎、龟头、冠状沟、包皮内处、包皮系带、肛周,女性多见于大阴唇、小阴唇、阴蒂、阴道口、子宫颈、尿道内和会阴部等处。除了生殖器病变外,还可发生在口唇、手指、乳房、腹部、口腔内、眼睑等非生殖器部位。

软下疳需与哪些疾病相鉴别

① 生殖器疱疹:生殖器疱疹潜伏期为2~7天,皮损为群集的小水疱,破裂后形成浅表性糜烂,有浆液性分泌物,疼痛或有痒感,涂片检查未发现杜克雷嗜血杆菌,经3~6周后可完全消退。但多易复发。

② 急性女阴溃疡:大多见于青年女性,在阴唇部出现多发性小溃疡,疼痛,为复发性,与性交感染无直接关系,在溃疡内可查到粗大杆菌。

软下疳与一期梅毒的硬下疳应怎样鉴别

两者的鉴别要点见下表:

软下疳与硬下疳鉴别表

项　目	软下疳	硬下疳
潜伏期	2~3 天	21 天
数目	常多发	75% 单发
溃疡	基底软,表面污秽,分泌物多,脓性	基底硬,表面清洁,分泌物少,浆液性
疼痛	显著	无
局部淋巴结	肿大,软,痛,化脓,易破溃	肿大,硬,不痛,不化脓
病原体	杜克雷嗜血杆菌	梅毒螺旋体
梅毒血清试验	阴性	阳性(感染 6 周后)

软下疳横痃与其他性病的横痃应怎样鉴别

　　软下疳横痃需与有腹股沟淋巴结炎的其他性病相区别,最主要的就是梅毒和性病性淋巴肉芽肿。现将三者的鉴别要点列表如下:

各种性病淋巴结炎的鉴别表

项　目	性病性淋巴肉芽肿	梅毒	软下疳
病原体	衣原体	梅毒螺旋体	杜克雷嗜血杆菌
潜伏期	1 天	21 天	3~5 天
分布	单或双侧	两侧	单或双侧
数目	多发	数个	单或多发
大小	如鸡蛋或更大	拇指大	如鸡蛋或更大
疼痛	+	-	+
红肿化脓	+	-	+
沟槽征	+	-	-
多瘘管	+ +	-	+
全身症状	+ +	-	+
梅毒血清反应试验	-	+	-

医生对软下疳病情会进行哪些治疗

1. 全身治疗

目前,治疗软下疳可选择以下方法:

① 红霉素片 500 毫克,每日 4 次,口服,连服 7 日。

② 环丙沙星(氟哌酸)500 毫克,口服,每日 2 次,连续 3 日。

③ 头孢曲松(头孢三嗪)250 毫克,一次肌注。

④ 阿齐霉素 1.0 克,一次口服。

⑤ 阿莫西林(羟氨苄青霉素)500 毫克,加克拉维酸 125 毫克,口服,每日 3 次,共 7 日。

2. 局部治疗

① 未破溃的丘疹或结节:可外涂鱼石脂或红霉素软膏。为减轻疼痛,可做冷敷。

② 软下疳或淋巴结溃疡:可用 1/5 000 高锰酸钾溶液或双氧水冲洗后,外涂红霉素软膏。因软下疳易于自身接种,应做好局部清洁消毒。

③ 淋巴结脓肿:a. 穿刺应从远处正常皮肤刺入脓腔,抽吸脓液。b. 对直径大于 5 厘米的病灶进行引流。传统观点认为,封闭式针吸要优于外科切开和引流。c. 淋巴结炎直径小于 5 厘米时,用抗生素治疗便可消退。d. 有波动感的结节,可用封闭式针吸引流或外科切开放置引流物引流。

怎样评价软下疳的疗效

① 软下疳不经治疗的自然病程可持续数月,小的病损

可在 2~4 周内愈合。有报道,不经治疗的生殖器溃疡和腹股沟脓肿可持续数年。

② 阿奇霉素(阿齐霉素)及头孢曲松(头孢三嗪)治疗疗效相同,未见杜克雷嗜血杆菌对其耐药的报道。

③ 红霉素用于治疗软下疳,10 年前仅亚洲报道,有两种杜克雷嗜血杆菌分离菌株对其产生耐药,但以后未见类似报道。经研究显示,用红霉素治疗 7 天后,对软下疳的疗效仍十分有效。

④ 杜克雷嗜血杆菌对氟喹诺酮(包括环丙沙星、氧氟沙星、氟罗沙星)敏感。喹诺酮(环丙沙星)禁用于孕妇和哺乳妇女、儿童及 17 岁以下的青少年。

软下疳治疗后应怎样随访

治疗 3~7 日后,应对病人进行再次检查,若治疗有效,3 日内溃疡症状即有改善,7 日内溃疡即可见明显愈合。否则应考虑:a.诊断是否正确。b.是否同时合并另一种性传播疾病病原体感染。c.是否同时有人类免疫缺陷病毒感染。d.杜克雷嗜血杆菌是否对上述抗生素耐药。通常,溃疡愈合的时间和溃疡大小有关,较大的溃疡可能需要两周才能愈合,淋巴结的临床消退要比溃疡还要慢。

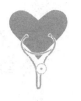

腹股沟肉芽肿

患了腹股沟肉芽肿
会出现哪些症状

患了腹股沟肉芽肿在临床上会有以下表现：

① 潜伏期：一般在8~30天。

② 初疮：初为单个或多个的皮下结节，侵蚀形成界限清楚的肉红色溃疡，流出臭的分泌物。

③ 溃疡及肉芽肿：溃疡逐渐增大形成牛肉红色的肉芽组织，触之易出血，但无疼痛，皮损边缘高起呈滚卷状肉芽肿。由于自身接种可播散呈卫星状损害。

④ 发病部位：男性大多发于包皮、阴茎体、龟头、冠状沟和系带处；女性发生在小阴唇、阴唇系带以及大阴唇等处。约6%的病例可通过血行或淋巴途径播散至其他部位，如面部、口腔、颊、胸部。

⑤ 假性横痃：有时淋巴结受累，但腹股沟皮下损害并无淋巴结受累，因此称为假性横痃。它容易发展成为（一个）肉芽性溃疡，数年不愈，溃疡增大变深，可导致生殖器、尿道、肛门的残缺不全，常因瘢痕形成引起淋巴管阻塞，造成外生殖器假性橡皮肿、持久性瘘管、肥大性瘢痕和色素脱失。

患了腹股沟肉芽肿需做哪些检查

腹股沟肉芽肿的病原体是肉芽肿荚膜杆菌,该菌具有特殊的形态,当实验室检查到该菌时,有助于诊断。主要方法有:

① 组织压印片检查:镜检可在大单核细胞的胞质中找到成簇蓝色的"别针"样菌。

② 病损组织液的涂片检查:从病损处刮取组织液做涂片,如病损为肿块,应从肿块边缘刮取,如病损发展成为溃疡,应先清洗溃疡表面,然后刮取组织液做涂片。常用瑞特或姬姆萨染色,也可做革兰染色。在革兰染色中,该菌为革兰染色阴性的球杆菌,大小为 1.5 微米 ×0.7 微米。有时可见菌体外包有荚膜,酷似"别针"。在瑞特染色中,菌体呈蓝色,荚膜呈红色。有时在大单核细胞内可发现有荚膜的菌体,呈圆形或卵圆形,直径为 1~2 微米,称为 Donovan 小体。

③ 鸡胚接种:将可疑的病损材料接种于已孵育 7 天的鸡胚绒毛尿囊膜内,经一段时间培养后,取材置玻片上,在空气中干燥后染色镜检,寻找有无该菌。但该法易被污染,操作也烦琐。

④ 组织病理用:苏木精－伊红染色可见损害中心部表皮缺失,溃疡活动边缘表皮为假性上皮瘤样增生,真皮内可见组织细胞、单核细胞、浆细胞及少数淋巴细胞。用姬姆萨染色,可在肿大的组织细胞内见到多囊分隔空间,其中有 1~20个 Donovan 小体。

怎样诊断腹股沟肉芽肿

诊断腹股沟肉芽肿的必要条件是：a. 有不洁性交史。b. 生殖器及附近有散发臭味、界限清楚、边缘滚卷高起、中心呈牛肉红色、触之易出血的增生性肉芽肿溃疡性损害。c. 无疼痛，有卫星状小溃疡。d. 结合实验室检查及组织病理试验。

何谓腹股沟肉芽肿

腹股沟肉芽肿是由肉芽肿荚膜杆菌引起的传染病，该病常在生殖器及其附近部位的皮肤黏膜发生肉芽肿性溃疡。也称为杜诺凡病、杜诺凡肉芽肿或第五性病等。该病在国内少见。其传染途径还未肯定，一般认为通过性交传染。常见于热带或亚热带地区，年龄大多在 20~40 岁之间，男多于女，大多在贫困和卫生条件差的地区流行。

腹股沟肉芽肿的病原体是什么

该病的病原体是肉芽肿荚膜杆菌，又称 Donovan 菌或 Klebs 菌。它是不能活动的多形性革兰染色阴性短杆菌，能在受精鸡卵的卵黄培养基上生长。在受损的单核细胞内为一圆形小体，医学上称为杜诺凡小体。

医生对腹股沟肉芽肿会进行怎样的治疗

腹股沟肉芽肿的治疗首选药物为复方磺胺甲噁唑片

（复方新诺明），成人每次 2 片，每日 2 次。其他，如四环素每次 0.5 克，每日 4 次。也可用多西环素（强力霉素），每次 0.1 克，每日 2 次，或红霉素每次 0.5 克，每日 4 次。用药至少 3 周。对橡皮肿、瘢痕形成者，可用理疗及外科手术的方法进行修复。

医生对腹股沟肉芽肿病人会进行怎样的康复指导

　　预防腹股沟肉芽肿：要有固定的性伴，避免不洁性交，做好安全措施。

挂号费丛书·升级版
总 书 目

37. 专家诊治眩晕症	（神 经 科）	54. 专家诊治子宫疾病	（妇　科）
38. 专家诊治肾脏疾病	（肾 内 科）	55. 专家诊治妇科肿瘤	（妇　科）
39. 专家诊治肾衰竭尿毒症	（肾 内 科）	56. 专家诊治女性生殖道炎症	（妇　科）
40. 专家诊治贫血	（血 液 科）	57. 专家诊治月经失调	（妇　科）
41. 专家诊治类风湿关节炎	（风 湿 科）	58. 专家诊治男科疾病	（男　科）
42. 专家诊治乙型肝炎	（传 染 科）	59. 专家诊治中耳炎	（耳鼻喉科）
43. 专家诊治下肢血管病	（外　科）	60. 专家诊治耳鸣耳聋	（耳鼻喉科）
44. 专家诊治痔疮	（外　科）	61. 专家诊治白内障	（眼　科）
45. 专家诊治尿石症	（泌尿外科）	62. 专家诊治青光眼	（眼　科）
46. 专家诊治前列腺疾病	（泌尿外科）	63. 专家诊治口腔疾病	（口 腔 科）
47. 专家诊治乳腺疾病	（乳腺外科）	64. 专家诊治皮肤病	（皮 肤 科）
48. 专家诊治骨质疏松症	（骨　科）	65. 专家诊治皮肤癣与牛皮癣	（皮 肤 科）
49. 专家诊治颈肩腰腿痛	（骨　科）	66. 专家诊治"青春痘"	（皮 肤 科）
50. 专家诊治颈椎病	（骨　科）	67. 专家诊治性病	（皮 肤 科）
51. 专家诊治腰椎间盘突出症	（骨　科）	68. 专家诊治抑郁症	（心 理 科）
52. 专家诊治肩周炎	（骨　科）	69. 专家解读化验报告	（检 验 科）
53. 专家诊治子宫肌瘤	（妇　科）	70. 专家指导合理用药	（药 剂 科）